筑牢照护根基
成就职业未来

“码”上学习

配套视频
专业教程　精进照护技术

专业题库
真题实战　检验学习成果

照护知识
实操知识　培养实践能力

金牌医疗护理员系列丛书

扫码获取更多资源

医疗护理员基础知识

广西壮族自治区江滨医院　编

张琰　周雅英　叶真凤　主编

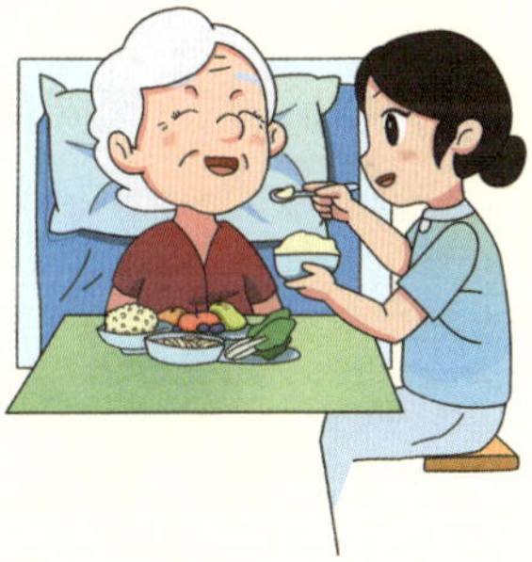

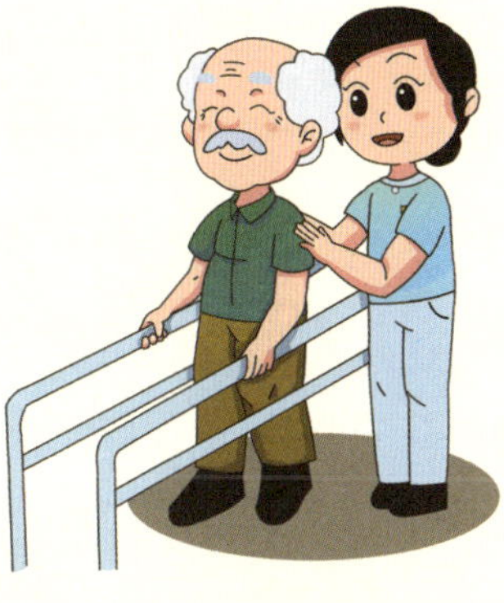

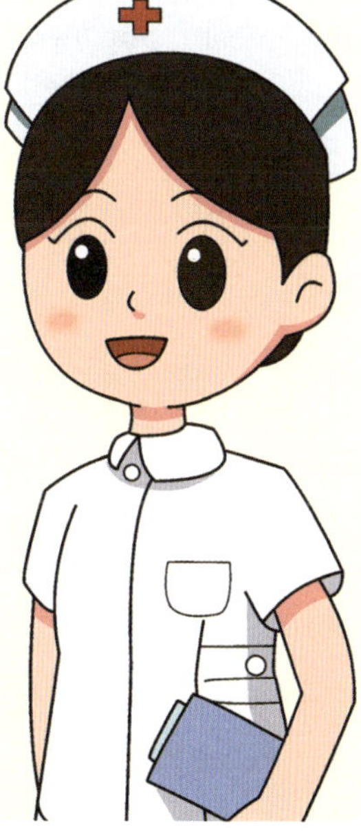

广西科学技术出版社

·南宁·

图书在版编目（CIP）数据

医疗护理员基础知识 / 广西壮族自治区江滨医院编；张琰，周雅英，叶真凤主编．-- 南宁：广西科学技术出版社，2024.11．--（金牌医疗护理员系列丛书）．

ISBN 978-7-5551-2329-3

Ⅰ．R47

中国国家版本馆 CIP 数据核字第 2024SL6994 号

医疗护理员基础知识

广西壮族自治区江滨医院　编

张琰　周雅英　叶真凤　主编

策　　划：何杏华　　责任编辑：秦慧聪

责任校对：郑松慧　　装帧设计：梁　良

责任印制：陆　弟　　绘　　图：张　喆　吴　康

出 版 人：岑　刚

出版发行：广西科学技术出版社

社　　址：广西南宁市东葛路 66 号　　邮政编码：530023

网　　址：http://www.gxkjs.com

印　　刷：广西民族印刷包装集团有限公司

开　　本：787 mm × 1092 mm　1/16

字　　数：249 千字　　印　　张：14.5

版　　次：2024 年 11 月第 1 版

印　　次：2024 年 11 月第 1 次印刷

书　　号：ISBN 978-7-5551-2329-3

定　　价：78.00 元

丛书编委会

本书编写组

主　　编：张　琰　周雅英　叶真凤

副 主 编：吕　渊　黄利宾　薛兰芳　梁海珍　苏华斌

编写人员：罗　熹　覃金兰　翟婉春　刘　足　陈　宇　宁小梅

杨春榕　周海云　张　月　郑　丹　赵先旺　黄晓莲

杨　捷　梁树柳　汪家钰　周明君　陆梅春　陈周林

莫雪琼　张英华　文小芳　毛　艳　黄美红　罗小媛

唐丽娥　韦　红　蒋雪春　黄小兰　黄江婕　黄　鹃

杨夏云　卢少梅　吕建延

总　序

悠悠万事，民生为大。

在日新月异的时代浪潮中，民生福祉始终是国家发展的根本所在，让人民生活幸福才是真正的“国之大者”。作为支撑国家繁荣与人民幸福的关键支柱，卫生健康事业既是保障人民健康的重要保证，也是民族昌盛和国家强盛的重要标志。随着人口老龄化进程的不断加速，专业的医疗护理服务日益凸显出其不可或缺的重要作用，已经成为平常百姓家庭的刚性需求，无论是在政府层面还是在社会层面，都对医疗护理员这一新兴职业的专业素养和服务能力，提出了前所未有的高标准、严要求。

医疗护理员作为医疗辅助服务体系的主要成员之一，承担着为患者提供全方位护理服务的重任，他们以专业的技能和无私的奉献，“替天下儿女尽孝心，变久病床前有义子”。因此，医疗护理员必须具备专业的医学素养及照护技能。目前，尽管医疗护理市场需求旺盛，但是医疗护理员的专业人才供给却相对不足，特别是受过规范化培训的专业医疗护理员更是短缺。国家卫生健康委员会联合人力资源和社会保障部多次发文强调，大力推进行业标准化和规范化建设，高度重视医疗护理员培训，加强规范化管理。这不仅有利于加快发展护理服务业，增加医疗护理服务供给，更有利于精准对接人民群众多样化、多层次的健康需求，对稳增长、促改革、调结构、惠民生和扩大社会就业具有积极意义。

广西是全国进入人口老龄化社会较早的省区之一，预计2025年广西将进入中度人口老龄化社会。为秉持以人民健康为中心的发展理念，着力解决群众急难愁盼的护理问题，持续提升患者就医体验，2024年2月，自治区人力资源和社会保障厅、自治区卫生健康委员会、自治区财政厅、自治区市场监督管理局、自治区中医药管理局联合印发《加强医疗护理员培训和规范管理试点方案》，提出推进医疗护理员统一登记、统一培训、统一评价、统一着装、统一标识、统一管理，促进医疗护理员职业化、专业化、标准化、规范化。在此背景下，“金牌医疗护理员系列丛书”的问世，既回应了时代需求，也是一次“逢山开路、遇水搭桥”的探索与创新，是对医疗护理员队伍建设的有力推动。

广西壮族自治区江滨医院（广西壮族自治区第三人民医院）是广西唯一的三级甲等老年病医院，七十余年来深耕老年医学、康复医学领域，是广西最早开展医疗护理员培训工作的医院之一，已经形成了可复制、可推广的江滨医疗护理员品牌服务新模式。“金牌医疗护理员系列丛书”由该医院组织编写，汇聚了众多资深医疗及护理专家学者的智慧与心血。该丛书分为四册，分别为《医疗护理员职业认知》《医疗护理员基础知识》《医疗护理员照护技能》《医疗护理员人文关怀》，全面系统地介绍医疗护理员需要掌握的知识与技能，为医疗护理员的实践与成长提供生动而宝贵的资源。

如今，随着医疗护理职业的规范化，越来越多获得专项职业能力证书的医疗护理员持证上岗，保障了服务的标准化、规范化。展望未来，医疗护理员行业将迎来更加广阔的发展空间和光明的发展前景。该丛书的出版，将极大地促进医疗护理员队伍的专业化、规范化建设，为提升医疗护理服务水平、推动医疗卫生事业发展注入新的活力。希望医疗护理员通过对该丛书的研读，不断提升专业素养，为患者提供更优质、高效的照护服务。

在此，向广西壮族自治区江滨医院及所有参与该丛书编写的专家学者表示衷心的感谢和崇高的敬意！祝愿“金牌医疗护理员系列丛书”能够成为医疗护理员成长道路上的良师益友，引领医疗护理行业科学化发展。同时，进一步明确专业医疗护理员的职责、权利和义务，确保这一职业群体引得来、留得住是各方共识与目标，希望社会各界给予更多的关注与支持，共同推动医疗护理事业的繁荣发展，为实现健康中国作出积极的贡献。

2024 年 10 月

前 言

随着我国老年人口规模日益庞大，老龄化程度的不断加深，老年群体的健康照护需求愈发凸显，已成为社会各界广泛关注的重要议题。在此背景下，我们精心编撰了“金牌医疗护理员系列丛书”之《医疗护理员基础知识》，旨在为广大医疗护理员、养老服务从业者以及老年人家属等提供全面、系统且实用的老年照护知识，助力提升老年照护服务的整体水平，使老年人能够享有更加优质、贴心的照护，安享幸福晚年。

理念为基，引领照护新航向。在老年照护领域，树立正确的理念至关重要，它如同灯塔，为照护实践指明方向。本书开篇着重阐述老年照护的核心理念，深刻剖析其定义、重要性以及基本原则。我们深知老年照护绝非仅限于满足老年人的基本生活需求，还应注重维护他们的尊严、促进其独立，并给予充分的个性化关怀。通过深入理解这些理念，医疗护理员能够在日常工作中真正做到以老年人为中心，全方位关注他们的身心健康，从而提供更为人性化、专业化的照护服务，让老年人在温暖与尊重中度过晚年时光。

技能为要，筑牢照护压舱石。丰富且扎实的专业技能是老年照护的坚实基石。本书详细介绍日常生活照料、康复护理、用药护理等多项关键技能，从基础的清洁护理、饮食照料到复杂的康复训练指导、合理用药管理，均一一涵盖。无论是协助老年人进行日常活动，还是应对常见疾病的护理难题，医疗护理员都能在本书中找到清晰、准确且实用的操作指南。我们力求通过这些内容，帮助医疗护理员熟练掌握各项技能，确保其在实际工作中能够有条不紊地应对各种情况，为老年人提供安全、有效的照护，切实提高他们的生活质量。

细节入手，提升照护满意度。老年照护中的细节关怀直接关系到老年人的生活质量和幸福感。本书特别强调在照护过程中容易被忽视的诸多细节问题，如与老年人沟通时的语气、态度和方式，环境布置中的安全隐患排查，以及对老年人心理变化的敏锐观察与应对等。关注这些细节，不仅能够有效预防意外事故的发生，还能让老年人感受到无微不至的关怀与尊重，增加对生活的信心和满意度。

全面统筹，打造照护全链条。老年照护是一个综合性、系统性的工程，需要全面考虑老年人的身体、心理、社交等多方面需求。本书以整体观为指导，致力打造全方位、多层次的照护体系，在内容编排上，不仅涵盖疾病护理、康复训练等生理层面的照护要点，还深入探讨心理支持、社交互动以及临终关怀等精神层面的重要议题，以期通过这种全面统筹的方式，帮助照护者构建起完整的知识框架，使他们能够从多个维度为老年人提供全面、贴心的照护服务，助力老年人积极融入社会生活，实现身心健康的和谐统一。

案例驱动，助力照护实践行。为了增强实用性和指导性，本书融入大量真实、生动的案例。这些案例均来源于实际的照护工作场景，具有很强的代表性和借鉴意义。每一个案例都详细描述在照护老年人过程中遇到的问题及相应的解决方法，通过对这些案例进行深入剖析，能够使照护者更加直观地理解理论知识在实践中的应用，快速掌握解决实际问题的有效策略。同时，案例中的经验教训也能启发照护者在面对类似情况时灵活运用所学知识，做到举一反三，不断提升自己的照护能力和应变水平。

人文关怀，点亮照护心灯塔。在老年照护工作中，人文关怀是不可或缺的灵魂。本书的编写始终贯穿这一理念，倡导医疗护理员不仅要关注老年人的身体健康，更要重视他们的内心感受和情感需求。我们鼓励医疗护理员与老年人建立深厚的信任关系，用心倾听他们的故事和心声，给予他们充分的理解、尊重和关爱。我们衷心希望这本书能够成为广大老年照护行业从业者的得力助手，为他们的工作提供有益的参考和指导。同时，也期待本书能够引发社会各界对老年照护事业的更多关注和思考，共同为老年人的幸福晚年生活贡献力量。让我们携手努力，用专业的照护、温暖的关怀，为老年人撑起一片充满爱的天空，让他们的晚年生活如夕阳般温暖。

编　者

2024 年 10 月

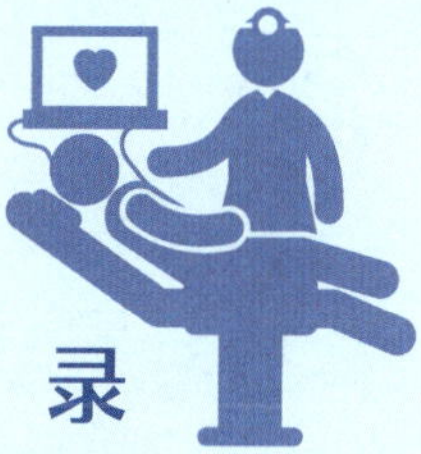

目 录

第一章

老有所依：照护的理念

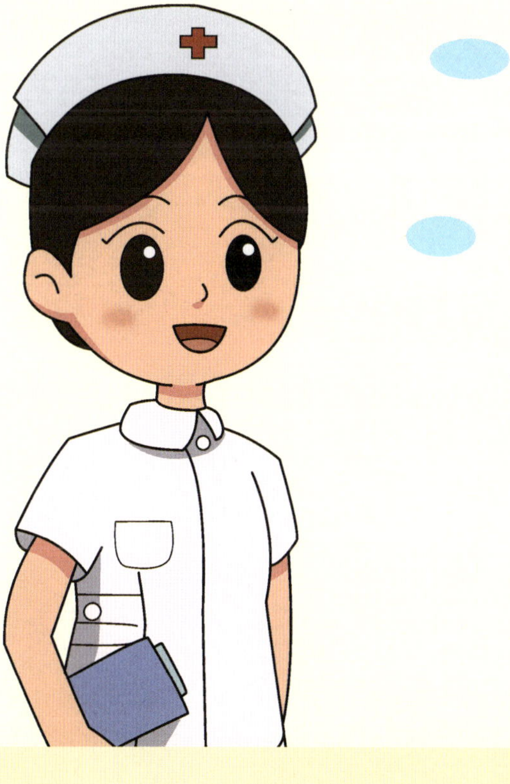

扫码获取更多资源

第一节　老年照护是什么

学习目标

（1）了解老年照护的定义及重要性。

（2）熟悉老年人照护对象及原则。

（3）掌握老年照护的形式。

我国是世界上老年人口规模最大的国家，“十四五”时期，全国患慢性病的老年人约 1.9 亿。老年人的健康状况和复杂的护理需求仅通过传统的照护方式难以解决。未来 5 年我国医疗护理人员市场需求量在 500 万以上，认识老年照护及掌握老年照护技巧对医疗护理员来说非常重要。

老年照护是指为了满足老年人在身体和精神上的需求，对他们进行关心、看护和帮助，包括提供医疗服务、生活照料、精神慰藉及家庭劳务服务等。其目的在于确保老年人能够根据自己的需要，保持尽可能高的生活质量，并享有个人尊严。

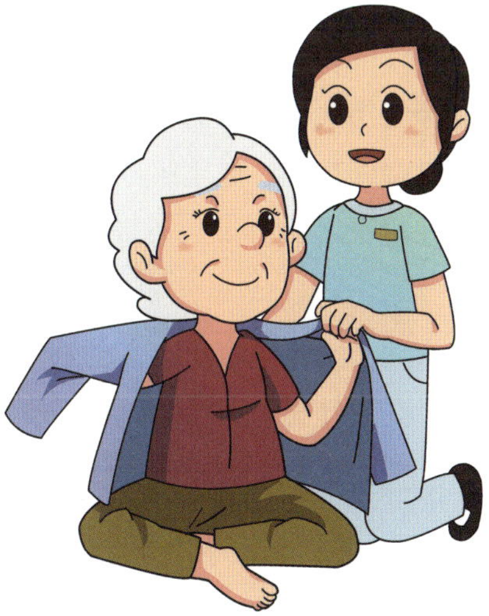

一、老年照护为何变得越来越重要?

1. 人口老龄化趋势：全球范围内，老年人口数量正在快速增加。

2. 老年人生活质量需求：老年人通常面临健康和生活困难等问题，他们需要得到关心和照顾，以提高生活质量。

3. 老年人心理需求：老年人需要被尊重和关心。

4. 减轻社会压力：提供适当的老年照护，可以减轻家庭和社会的负担，帮助社会更好地应对人口老龄化所带来的挑战。

二、哪些类型的老年人需要老年照护?

1. 独居、高龄、丧偶、空巢的老年人，日常生活自理困难的老年人。

2. 老年精神障碍患者，无子女照顾的重度残疾老年人。

3. 失能、半失能的老年人，病情不稳定的慢性病老年患者。

三、老年照护的原则

1. 以老年人为中心，尊重老年人的主体地位，尊重老年人的意志，尊重老年人的人格尊严。

2. 以老年人的特殊需求为出发点，为老年人创造良好的生活环境，提供优质的生活服务。

3. 以家庭为基础，支持家庭护理，提供家庭护理支持服务。

4. 以社区为依托，建立社区护理服务体系，改善老年人的生活质量。

5. 以医疗为基础，综合老年人的医疗需求，提供全方位的医疗护理服务。

6. 以健康为目标，通过健康教育、健康服务，促进老年人健康。

7. 以心理健康为依托，提供心理咨询、心理护理服务，提高老年人的心理健康水平。

8. 为老年人提供文化活动、文化教育，丰富他们的精神文化生活。

9. 以社会参与为核心，开展社会参与活动，提升老年人的社会参与能力。

10. 以积极干预为主导，及时干预老年人的疾病、心理问题，改善老年人的健康情况。

四、老年照护的形式

根据老年人不同的需求和状况，可以采取不同的老年照护形式，提供不同的服务。

1. 家庭照护：指在家庭环境中为老年人提供日常生活护理和照顾。包括提供饮食起居、医疗、社交活动和心理支持等服务。家庭照护可以由家庭成员或专业护理人员提供。

2. 社区照护：指为老年人提供在社区内的服务和支持。包括社区护理中心、日间照料中心、社区健康服务等。社区照护为老年人提供参与社交活动和获得医疗护理的机会。

3. 长期照料机构：指专门给老年人提供长期护理和照料的机构，如养老院、护理院等。这些机构通常提供住宿、饮食、医疗和社交活动等服务，以满足老年人的各种需求。

4. 在家护理服务：指为老年人提供在家中的护理和照料。包括提供专业护理人员和医疗设备，帮助老年人进行日常活动、药物管理和身体治疗。

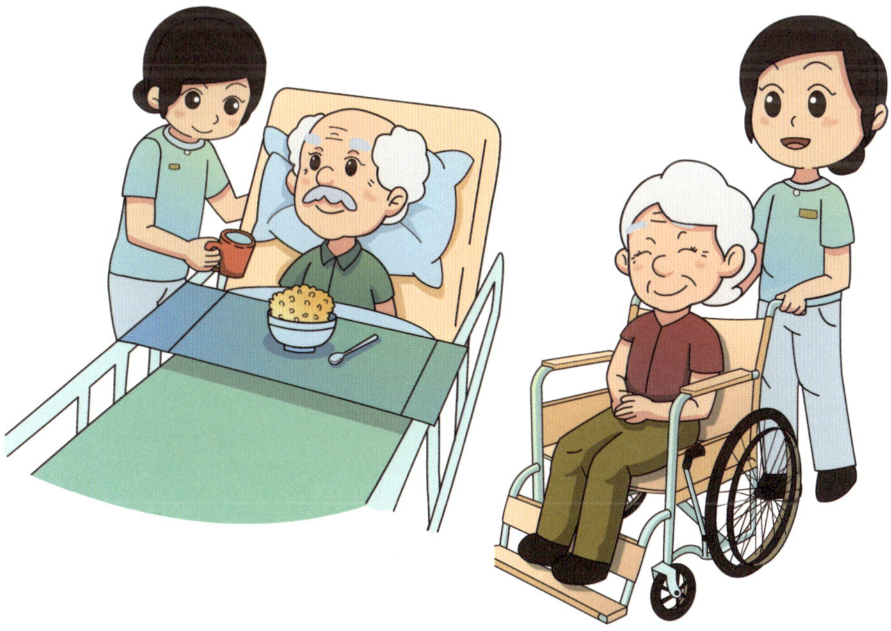

小贴士

1. 老年照护指根据老年人需要，为老年人提供身体和精神上的照护需求，包括提供医疗服务、生活照料、精神慰藉及家庭劳务服务。

2. 老年照护的形式因人而异，对不同的老年人采用不同的照护形式。

思考题

1. 老年照护包括哪几种类型的照护？

2. 哪些老年人需要照护服务？

（黄利宾、张英华、文小芳、黄鹃）

第二节　树立正确的老年照护服务理念

学习目标

（1）了解老年照护的服务理念。

（2）熟悉老年照护的主要方向。

（3）掌握老年照护中的日常生活照顾内容。

老年照护服务理念是针对老年人的疾病和生活、生理、心理特点需求，以增强其自我护理意识和能力为目标，为老年人提供个性化、专业化的全面照护服务。老年照护服务理念需要从多方面进行综合考虑，具体包括全面护理服务、日常生活照顾、健康监护、康复护理、心理支持、社会互动、家庭环境营造、鼓励自理等方面。

1. 全面护理服务：专门针对老年人的身体、心理和社会需求提供护理服务。

2. 日常生活照顾：为老年人提供日常生活的照料和协助，如饮食、洗澡、穿衣等。

3. 健康监护：对老年人的健康状况进行监测和保护，包括定期的健康检查、疾病预防和药物管理。

4. 康复护理：通过帮助老年人进行身体功能的恢复或维持，使其进行适当的运动和康复训练。

5. 心理支持：为老年人提供心理上的安慰和支持，让老年人保持良好的心态和情绪。

6. 社会互动：鼓励老年人参与社会活动，保持与社会的联系，延缓社交能力的退化。

7. 家庭环境营造：创造一个安全、温馨的家庭环境，有助于老年人保持良好的心态，提高生活质量。

8. 鼓励自理：让老年人尽可能自行完成日常任务，以维护他们的尊严和自我价值感。

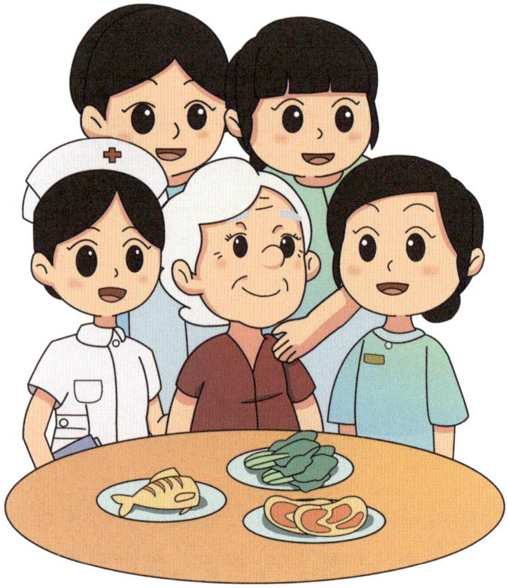

小贴士

根据老年人的需求，应为老年人提供个性化、专业化的照护服务，包括全面护理服务、日常生活照顾、健康监护、康复护理、心理支持、社会互动、家庭环境营造、鼓励自理等方面。

思考题

桂奶奶子女在外工作，她独自生活在家中，目前患有高血压、脑卒中。假设您是她的医疗护理员，您会为她选取什么照护方向？

（黄利宾、张英华、文小芳、黄鹃）

第三节　照顾老年人，这些话不该说

学习目标

（1）了解老年照护的沟通技巧。

（2）熟悉老年照护沟通的注意事项。

（3）掌握老年照护沟通的禁忌。

老年人普遍有体力下降、动作缓慢、健忘、冷漠等特点，医疗护理员学会与老年人沟通的技巧，掌握沟通技能，避免使用禁忌话语，能更有效地做好照护工作。

一、与老年人沟通的技巧

1. 通过营造光线充足、柔和，安静清洁的环境，能够避免外在环境干扰与老年人的沟通。

2. 保持理想的沟通距离。对于有自理障碍、听力障碍或坐轮椅的老年人，交谈距离有所不同，医疗护理员要与老年人保持安全、舒适的距离。

3. 语气亲切，态度真诚友善，保持适当的幽默感，要有礼貌，以老年人习惯或喜欢的方式进行沟通。

4. 与记忆力差的老年人交流时要经常向他们进行自我介绍，说明相互间的关系，以加深老年人对环境的认识和适应。

5. 老年人体力下降、动作缓慢、健忘、邋遢、冷漠，让人容易失去耐心，我们要面带微笑，给他们亲和感，专心、耐心倾听，拉近与其的距离。

6. 老年人记忆力衰退，与老年人说话时语句要简短、扼要，询问时要把问题说得简单而清楚，突出重点，一次只向老年人提一个问题。

7. 调整好说话的音量，与老年人沟通时，言语要清晰、温和，措辞要准确，语调要平和，声音不要太高或太低。

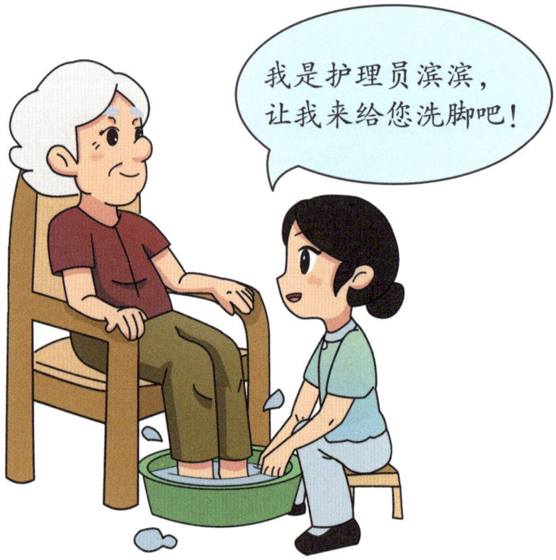

8. 想对老年人提意见时，不要当众说，这会让老年人难以接受且更加固执。也不要在老年人高兴时说，否则会让人扫兴。在散步、睡前看电视时，说服老年人的概率会比较高。

9. 尊重老年人。谈话时要保持面对老年人的姿势，当老年人心情不好、生病或感到害怕、恐惧时，医疗护理员应陪伴老年人并适当地对其进行触摸，但注意不要抚摸老年人的头部，否则可能会触犯老年人的尊严。

10. 在与老年人沟通时，应及时用点头、微笑等肢体动作或者语言来向老年人反馈自己的理解。

11. 医疗护理员要学会倾听，及时给予老年人肯定，鼓励老年人表达意愿，加强老年人对医疗护理员的信赖。

二、与老年人沟通时要注意的事项及禁忌

1. 要以对待成年人的方式与老年人交流，不可使用像对待孩子一样的语言进行沟通，否则会使老年人的自尊心受到伤害。

2. 不要在老年人能看得见的地方与其亲友或工作人员窃窃私语，以免使老年人产生误会，从而引发矛盾。

3. 如老年人表达出的意见不正确，不可立即反驳和纠正或与老年人争论，以免使老年人感到困窘和不满。

4. 应采用商量的语言和语气与老年人沟通需要其配合做的事，注意保护老年人的自尊心。

5. 若老年人一时想不起某些语句，可适当作出提示。

6. 与老年人沟通时的禁忌。切勿使用“懂道理的老年人是不会这样做的！”“你偷吃东西，血糖会高的！”“你要是不好好看电视，就关掉了！”“我说了多少次了你就是不听！”“事实摆在你面前，你还争什么？”等语句，这些语言会让老年人感到抗拒与反感。

小贴士

与老年人沟通时，注意尊重、体谅他们，控制语速、音量及情感，切忌使用禁用语言。

思考题

刚毕业来当医疗护理员的小黄上班时打扮得比较时尚，不仅浓妆艳抹，还做了美甲，而且言语上比较随意，这引起照护对象桂奶奶的不满。小黄不以为意，觉得年轻人都是这样的，还认为老年人太落伍了。

1. 小黄在照护桂奶奶时应该采用怎样的态度？

2. 对桂奶奶不能用什么样的语言？

（黄利宾、张英华、文小芳、黄鹃）

第二章
健康守护：消毒隔离小常识

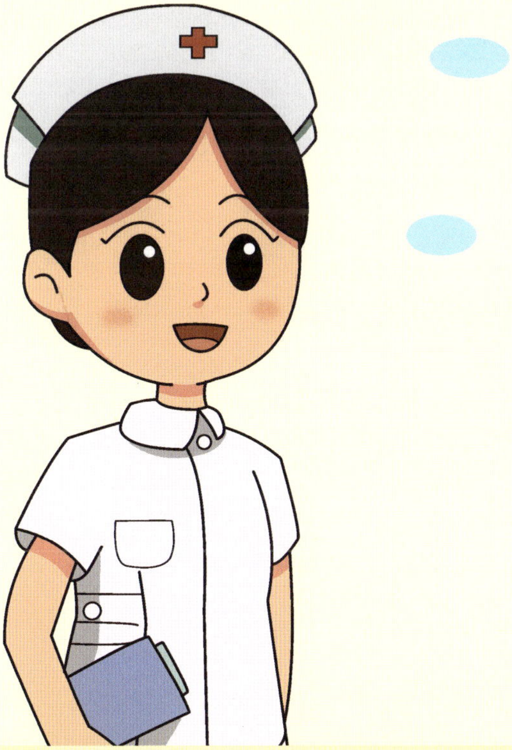

扫码获取更多资源

第一节　清洁、消毒与隔离

学习目标

（1）了解清洁、清洁照护、消毒与隔离的定义。

（2）熟悉隔离种类、分区。

（3）掌握皮肤、口腔、衣被、环境物品的清洁照护方法，常用物品消毒方法及含氯消毒剂的配置方法。

医院感染是指住院患者和医院工作人员在医院内被感染。医疗护理员日常护理活动如清洁、消毒、隔离等均是控制感染的重要环节。

医院感染防控的核心措施是加强医院环境清洁与消毒，严格执行手部卫生制度，进行隔离管理等，以减少病原体的传播，确保院内环境卫生安全。

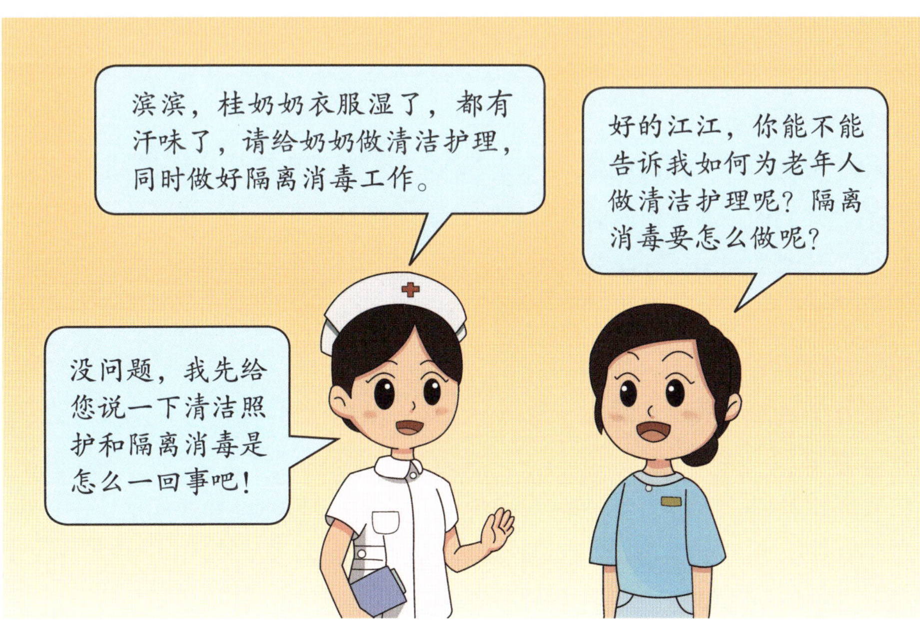
滨滨，桂奶奶衣服湿了，都有汗味了，请给奶奶做清洁护理，同时做好隔离消毒工作。
好的江江，你能不能告诉我如何为老年人做清洁护理呢？隔离消毒要怎么做呢？
没问题，我先给您说一下清洁照护和隔离消毒是怎么一回事吧！

一、清洁

清洁是将物体、环境或身体等用物理方法和（或）化学物质辅助去除污垢，使其恢复到原有的或被接受的状态。

二、清洁照护

清洁照护是指经过专业培训的人员对特殊群体进行皮肤清洁、口腔清洁、衣被清洁和对特定环境物品进行清洁。

三、清洁照护内容

（一）皮肤、口腔清洁照护

1. 洗脸顺序。眼睛—前额—鼻部—脸颊—耳部—颈部。

2. 洗手顺序。手心—手背—手指—指缝—指尖。

3. 梳头。

（1）坐位梳头。嘱咐患者端正坐姿，选择梳齿较圆润的梳子，一手压住头发，一手持梳子，沿着头发自然生长方向梳理。

（2）卧位梳头。患者侧卧或仰卧，用梳子从头发根部开始轻轻地向下梳理至发梢。

4. 口腔清洁。

（1）擦洗口腔。用海绵棒或牙刷洗刷牙齿，顺序为门牙外侧面—门牙内侧面—后牙外侧面—后牙内侧面—牙齿咬合面—舌面舌苔。

（2）牙线的使用。牙龈萎缩不明显者可使用牙线清洁口腔。

（3）活动性义齿护理。活动性义齿护理包括用清水清洗义齿、浸泡义齿、放好义齿等步骤。

5. 床上洗脚。顺序为踝部—足背—足底—趾缝，如有需要，在洗脚后为患者修剪趾甲。

6. 会阴部清洁。分为男性患者擦洗法、女性患者擦拭法和冲洗法。

7. 修剪指甲。在患者手 / 足下铺垫纸巾，一手拿住患者手指 / 脚趾，另一手持指甲剪剪指甲。

8. 床上洗头。将医用中单、浴巾依次铺在枕上和床上，托起患者颈肩部，围上毛巾；放置洗头盆，将盆内水温调试为略高于体温，不超过 45℃，再将棉球塞于患者耳内，用小毛巾盖于眼部。操作时动作轻柔、熟练。

9. 床上擦浴。关闭门窗，调节室温至 24℃以上，用屏风或围帘遮挡。

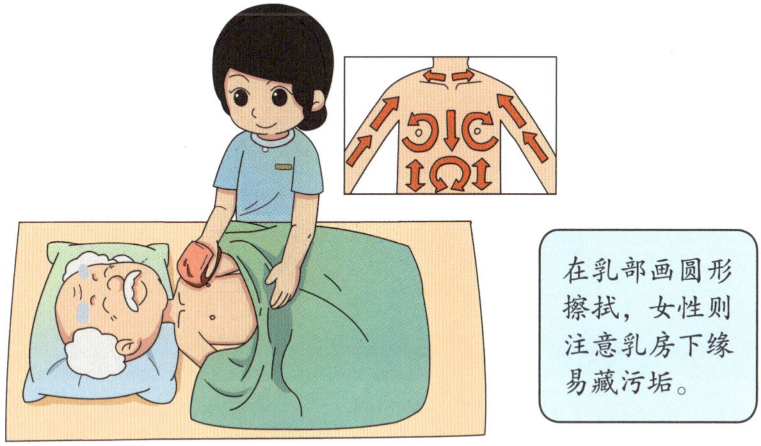

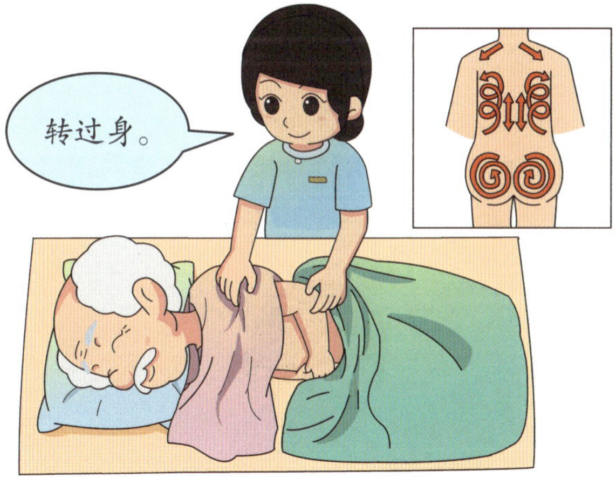

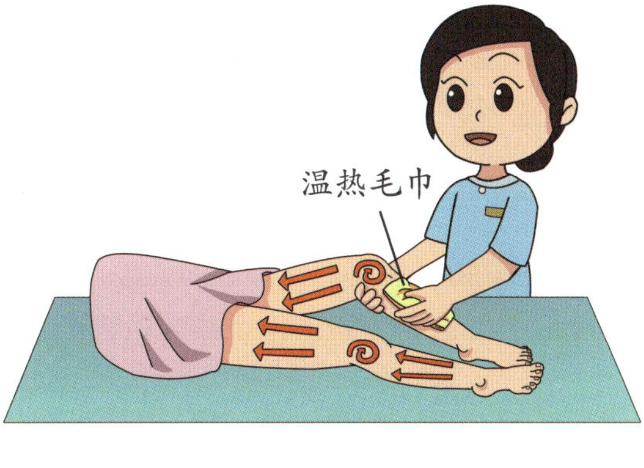

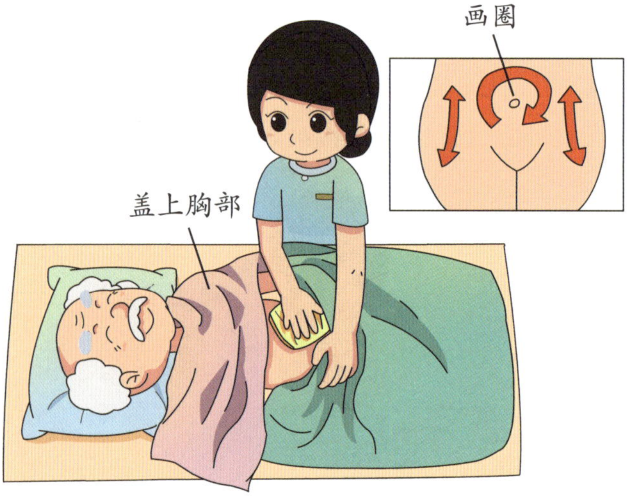

10. 淋浴顺序。协助患者进入浴室—试水温—脱衣服—洗脸—洗头—洗身—协助患者穿衣—协助患者回卧室。

（二）衣被清洁照护

1. 清洁床上用品。清洁床上用品包括帮助患者铺床、更换床单两个步骤。

2. 更换纸尿裤。帮助患者更换纸尿裤需要做到以下三个步骤。

（1）脱下裤子和内裤。帮助患者将身体侧卧，然后展开纸尿裤铺平在床上。纸尿裤的上沿与肚脐相对。

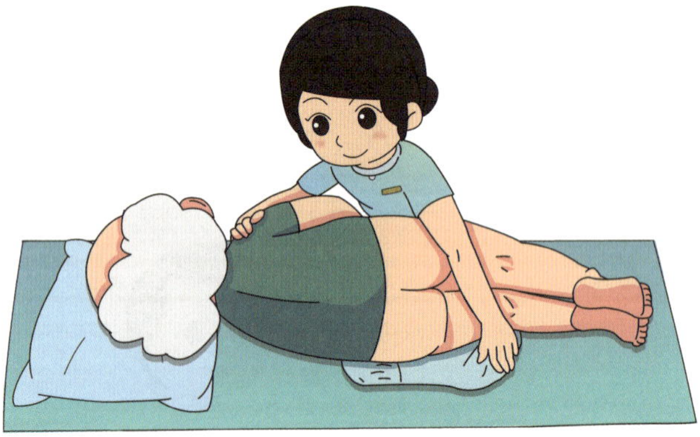

（2）身体恢复仰卧状态。协助患者回到仰卧的姿势，身体躺在展开的纸尿裤上，然后将纸尿裤捏出“沟槽”并对准患者需要包裹的地方。纸尿裤捏出“沟槽”后，穿上会更合身，尿液也不容易侧漏。

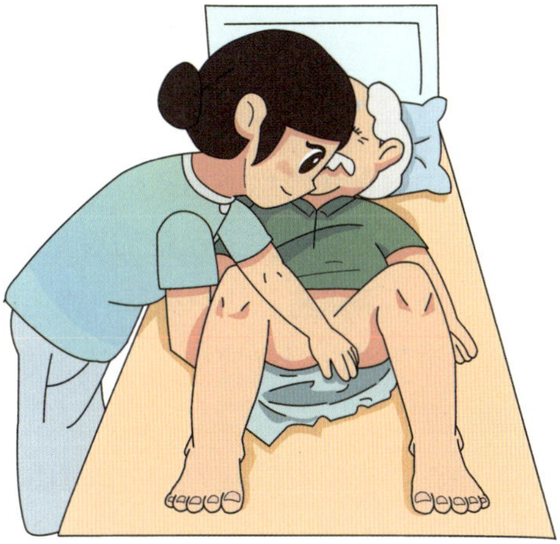

（3）粘上胶带。先固定纸尿裤下面的胶带，然后再固定上面的胶带，这样可以防止因胯间出现间隙而导致的侧漏。

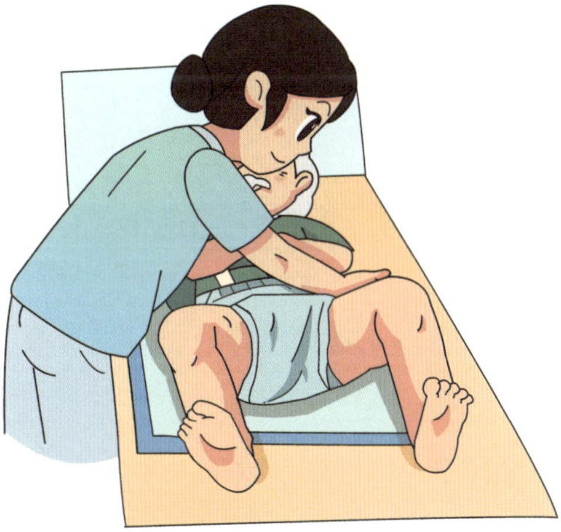

（三）环境物品清洁照护

环境物品清洁包括擦洗柜子、桌面、床头柜、玻璃以及清理沙发、拖地、清洗洗漱台、清洗马桶等内容。

（四）注意事项

1. 保护患者隐私。
2. 规范操作。
3. 预防跌倒和意外伤害。

四、消毒与隔离

（一）消毒

1. 消毒是指用物理和化学的方法清除或杀灭传播媒介上的病原微生物，使其达到无害化的处理方式。消毒是切断传播途径的重要措施，其针对的是病原微生物和其他有害微生物，并不要求清除或杀灭所有微生物。

2. 消毒的方法有紫外线消毒法、日光照射消毒法、煮沸消毒法、消毒剂拖拭 / 擦拭消毒法及浸泡消毒法等。

（1）地面和物体表面消毒：消毒剂拖拭 / 擦拭消毒法。

（2）布类消毒：日光照射消毒法、煮沸消毒法、浸泡消毒法。

（3）餐具消毒：远红外线消毒柜消毒法、煮沸消毒法、浸泡消毒法。

（4）大小便、痰容器消毒：浸泡消毒法。将普通患者如厕用具及痰容器浸泡于含 500 毫克 / 升有效氯消毒液内，作用时间 30 分钟；若是传染性疾病患者则用 1000 毫克 / 升有效氯消毒液浸泡，作用时间 60 分钟。

（5）床单位消毒：消毒剂拖拭 / 擦拭法、床单位臭氧消毒机消毒法、紫外线消毒法。

（6）被体液、血液、排泄物、分泌物污染的物品消毒：浸泡消毒法。

3. 氯消毒剂的配置方法。

（1）可用有效氯含量为 5% 的施康消毒液、84 消毒液、康威达消毒液等配制含氯消毒剂（表 2–1）。

表 2–1　含氯消毒剂的配置方法

浓度配制	取原液量 / 毫升	加水至 / 升	使用浓度 / 毫克 · 升$^{-1}$	应用对象	使用方法	作用时间 / 分
1∶10	100	1	5000	特殊感染污染物品	浸泡	60
1∶20	50	1	2500	重污染物品	浸泡	30 ～ 60
1∶25	40	1	2000	感染、污染物品	浸泡	30 ～ 60
1∶50	20	1	1000	一般污物	浸泡擦拭	30 ～ 60
1∶100	10	1	500	物品表面	浸泡擦拭	10 ～ 30

（2）使用含有效氯500毫克的泡腾片消毒。使用泡腾片配制消毒液的方法见表2–2。

表2–2　泡腾片配制消毒液的方法

类别	消毒对象	消毒液配制方法	使用方法
食具蔬果	刀、叉、碗、筷、锅、盆、砧板、茶渍、蔬菜水果等	1片+1000毫升水	浸泡或喷洒至湿润，作用10分钟后冲洗干净
生活用品	毛巾、床单、被罩、枕套、内衣、内裤、袜子、衣服、拖鞋等	1片+500毫升水	浸泡，作用30分钟后冲洗干净
宠物用品	宠物窝、宠物玩具、宠物用品等	1片+500毫升水	浸泡，作用30分钟后冲洗干净
家庭环境	门表面、窗表面、桌椅表面、地板、厕所卫浴、空调、洗衣机、冰箱等	1片+500毫升水	擦拭，作用30分钟后用清水擦洗，晾干
马桶	马桶	2片直接放入马桶内	浸泡，作用30分钟后刷洗

（3）使用有效氯含量为25%的漂白粉消毒。使用漂白粉配置消毒液的方法见表2–3。

表2–3　使用漂白粉配制消毒液的方法

漂白粉/毫克	水/升	使用浓度/毫克·升$^{-1}$
2000	1	500
1000	1	250

（二）隔离

1. 隔离是指采用各种方法、技术，防止病原体由患者、携带者及场所传播给他人的措施。

2. 常见疾病隔离种类。

（1）严密隔离：霍乱、鼠疫、严重急性呼吸综合征、人感染高致病性禽流感、肺炭疽、脊髓灰质炎、中东呼吸综合征、埃博拉病毒。

（2）呼吸道隔离：肺结核、百日咳、流行性脑脊髓膜炎、水痘、麻疹、猩红热。

（3）消化道隔离：细菌性痢疾、伤寒、甲型肝炎、戊型肝炎。

（4）血液和体液隔离：乙型病毒性肝炎、艾滋病、梅毒。

（5）接触性隔离：破伤风、炭疽、狂犬病。

（6）保护性隔离：大面积烧伤患者、早产儿、白血病患者以及脏器移植者。

清洁、消毒和隔离是三个重要的卫生措施，在预防和控制疾病传播中起着至关重要的作用。医疗护理员在工作中应严格执行相应疾病的消毒隔离及防护措施。

小贴士

1. 在为患者做清洁护理时，要提前做好解释，动作要轻、稳、熟练；注意观察患者的反应，保护患者隐私。

2. 正确存放含氯消毒剂：水剂避光，片／粉剂需防潮；消毒液现配现用，有效期不超过24小时，不能用于金属器械的消毒。

3. 按照含氯消毒剂配制要求，规范浓度配置。

4. 餐具建议使用远红外线消毒柜消毒法，避免消毒剂残留。

5. 大小便、痰容器应专人专用，每天规范消毒。

思考题

本节开头的案例中，医疗护理员应如何给桂奶奶做清洁护理？

（黄利宾、蒋雪春、张英华、毛艳、黄小兰、郑丹、梁树柳）

第二节　勤洗手，带走病原微生物

学习目标

（1）了解洗手的定义。

（2）熟悉洗手指征。

（3）掌握洗手步骤及注意事项。

医院工作者手上携带的各类细菌是导致医院感染的重要致病菌，提高手卫生依从性是防控医院感染最简单、经济、有效的方法。因此，掌握正确的洗手方法，做好手卫生防护，可以有效预防和控制医院感染的发生。

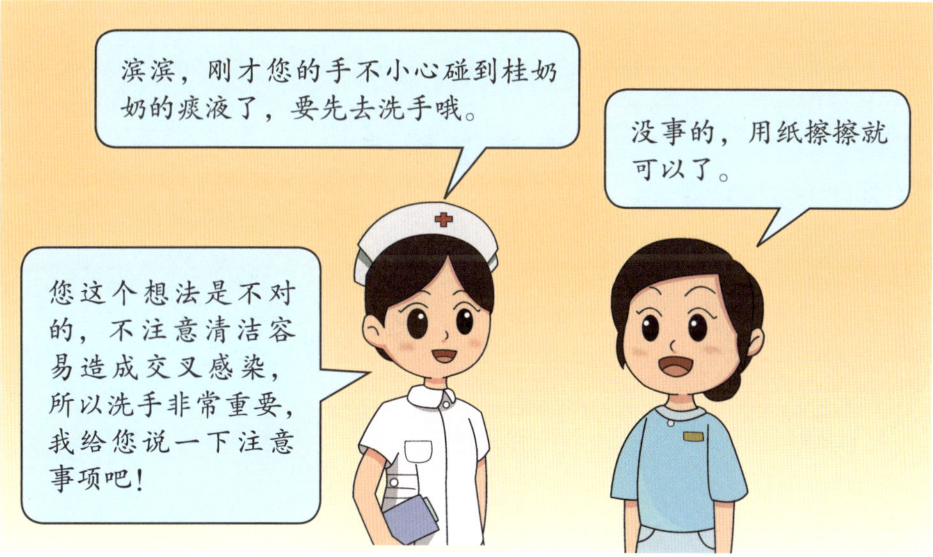
滨滨，刚才您的手不小心碰到桂奶奶的痰液了，要先去洗手哦。
没事的，用纸擦擦就可以了。
您这个想法是不对的，不注意清洁容易造成交叉感染，所以洗手非常重要，我给您说一下注意事项吧！

一、洗手法

洗手法是用洗手液和流动的水进行洗手的方法，能够清除手部皮肤污垢、碎屑和部分微生物，切断通过手传播感染病菌的途径，是预防病菌感染最简单、有效、方便、经济的措施。

二、洗手指征

在这些情况下需要洗手：

（1）接触患者前后。

（2）进行清洁、无菌操作前，包括进行侵入性操作前。

（3）存在患者体液暴露风险，包括接触患者黏膜、破损皮肤前后，或伤口、血液、体液、分泌物、排泄物、伤口敷料等之后。

（4）接触患者周围环境后，包括接触患者周围的医疗相关器械、用具等物体表面后。

三、流动水洗手步骤

1. 湿手：使双手在流动水下充分淋湿。

2. 取液：取清洁剂 2 ～ 3 毫升，均匀涂抹手掌、手背、手指和指缝。

3. 揉搓：按六步洗手法认真揉搓双手。

4. 冲洗：在流动水下彻底冲净双手。

5. 干手：用一次性纸巾 / 干净毛巾擦干双手。

六步洗手法

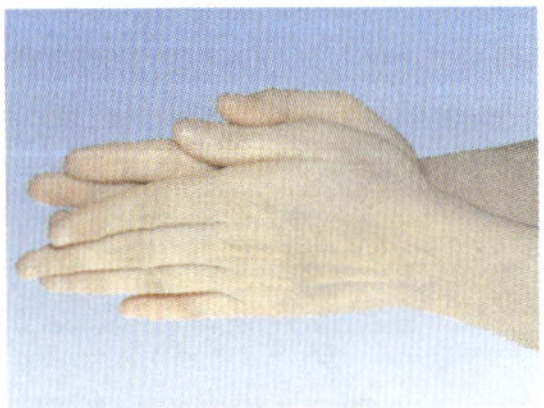

①掌心相对，手指并拢相互搓擦

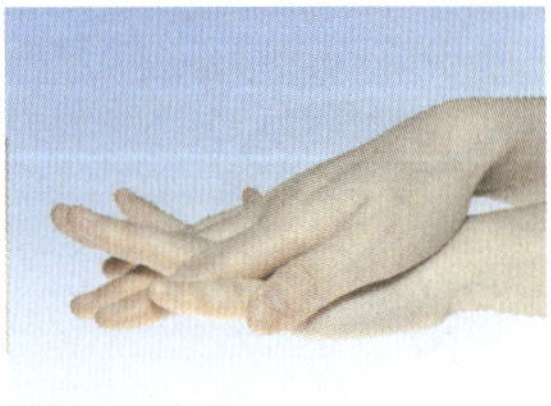

②手心对手背沿指缝相互搓擦，交换进行

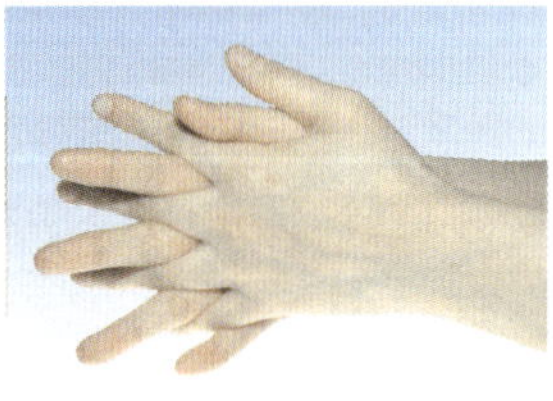

③掌心相对，双手交叉沿指缝相互搓擦

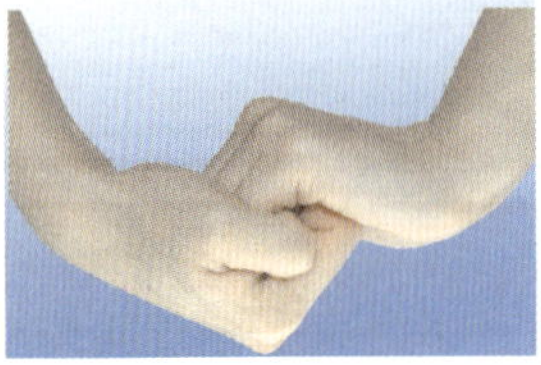

④弯曲各手指关节，一手在另一手掌心旋转搓擦，交换进行

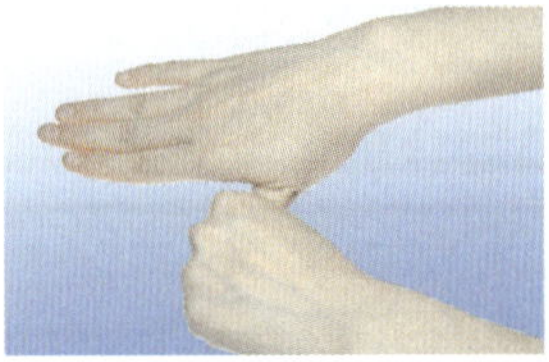

⑤一手握另一手大拇指旋转搓擦，交换进行

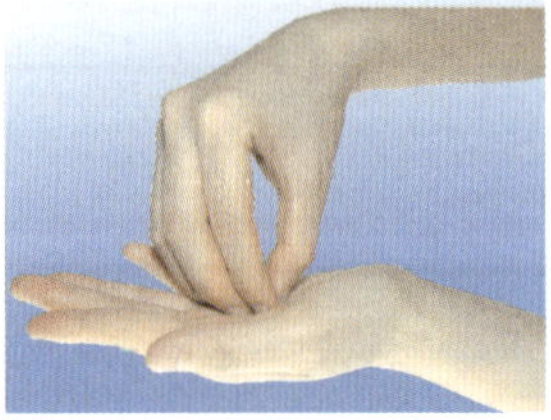

⑥将一手五个手指尖并拢在另一手掌心旋转搓擦，交换进行

四、洗手的注意事项

1. 认真揉搓双手 15 秒以上，每个动作不少于 5 次。

2. 动作规范、到位，揉搓力度适中。

3. 洗手后避免接触污染物。建议用肘部关闭水龙头，避免洗干净的手触摸水龙头。

医疗护理员会经常接触患者，手是传播病原微生物的重要途径，因此要严格执行手卫生制度，提高洗手依从性和正确性。在照护工作中滨滨的手被桂奶奶的痰液污染了，应该按照六步洗手法正确洗手。

小贴士

1. 戴手套不能替代洗手，脱手套后应进行手卫生。

2. 洗手时应认真揉搓双手至少 15 秒，注意清洗双手所有皮肤，包括指背、指尖、指缝和指关节等易污染的位置，确保指尖、拇指等位置揉搓到位。

3. 应当使用一次性纸巾或干净毛巾擦干双手，毛巾应当一用一消毒。

思考题

医疗护理员在什么情况下要洗手？

（黄利宾、蒋雪春、张英华、毛艳、黄小兰、郑丹、梁树柳）

第三节　穿好职业正装，保护你我他

学习目标

（1）了解医疗护理员的职业正装的定义。

（2）熟悉医疗护理员职业防护定义及防护用品种类。

（3）掌握戴 / 脱帽子、口罩、手套及穿 / 脱隔离衣等技能。

职业防护是指在工作中为保护员工的健康与安全，采取多种有效措施如个人防护、规范操作等进行防护。医疗护理员与患者接触频繁，容易受到病原微生物侵犯，应加强自我防护意识，在接触患者血液、体液、分泌物时，均应采取防护措施。

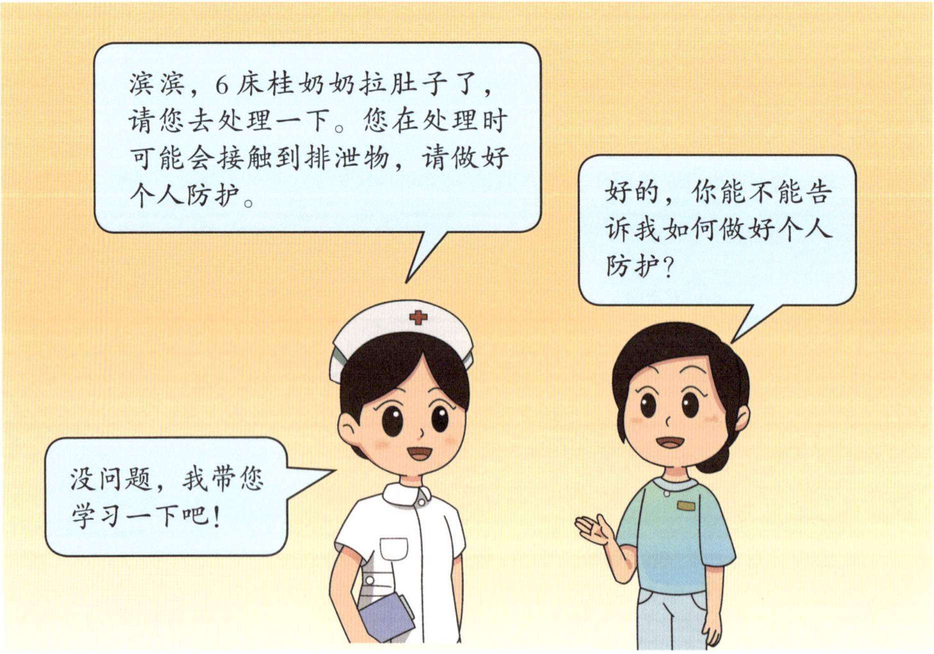
滨滨，6床桂奶奶拉肚子了，请您去处理一下。您在处理时可能会接触到排泄物，请做好个人防护。
好的，你能不能告诉我如何做好个人防护？
没问题，我带您学习一下吧！

一、医疗护理员的职业正装

医疗护理员的职业正装是防护服装，这是职业身份的象征。规范医疗护理员着装，在保护患者的同时也能保护护理员自己，极大地减少交叉感染的风险。

二、医疗护理员的职业防护

医疗护理员的职业防护是指在日常照护中采取多种有效措施，使护理员免受职业损伤因素的侵袭，或将危害降到最低程度。

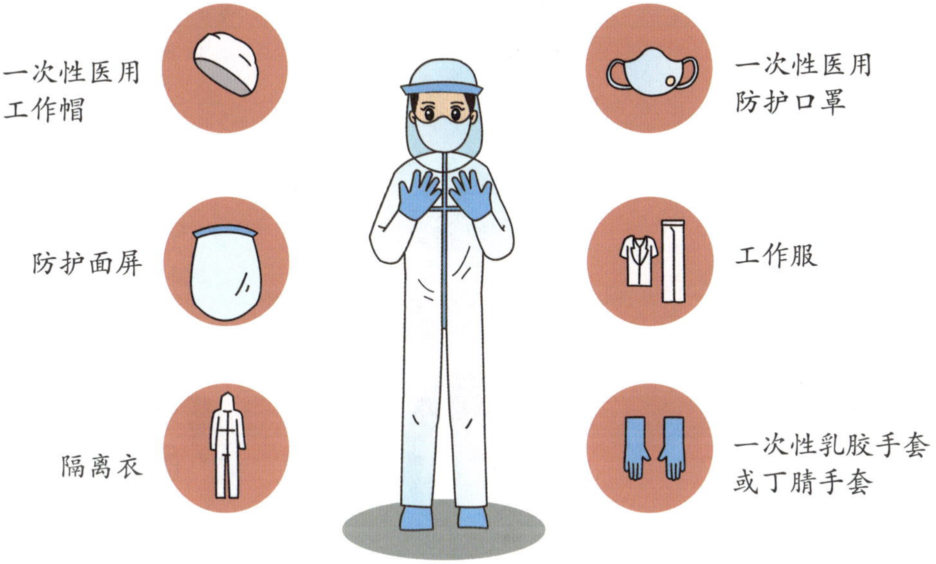

（一）医用工作帽

1. 使用一次性医用工作帽能防止头部脱落物对患者或环境造成污染，降低病毒传染概率。佩戴时，帽子松紧带应置于后方，前沿应遮住所有头发，与眉弓平齐。

2. 注意事项。

（1）进入污染区、保护性隔离区域、洁净医疗用房等区域前须戴好一次性医用工作帽，勿重复使用。

（2）被血液、体液污染后，应立即更换医用工作帽。

（二）口罩

口罩用于呼吸道传染的防护，戴口罩对唾沫、痰液和打喷嚏有一定阻挡作用，能有效减少交叉感染，且能减少异味。

1. 医用外科口罩使用步骤。

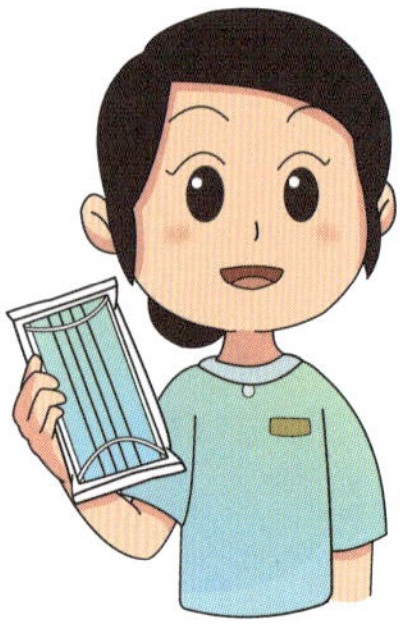

①检查口罩有效期及外包装是否破损

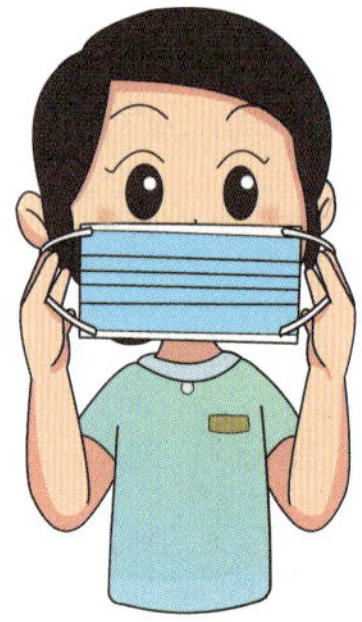

②鼻夹侧朝上，一般深色面朝外或褶皱朝下

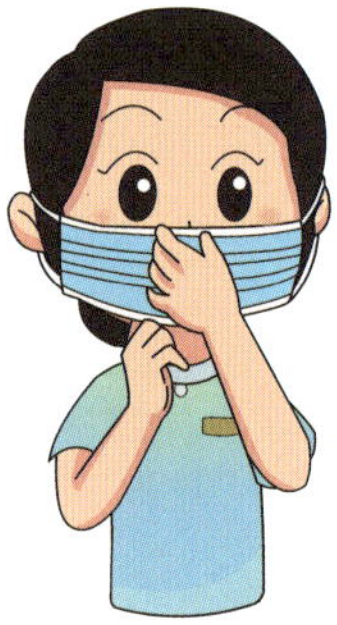

③上下拉开褶皱，使口罩覆盖口、鼻、下颌

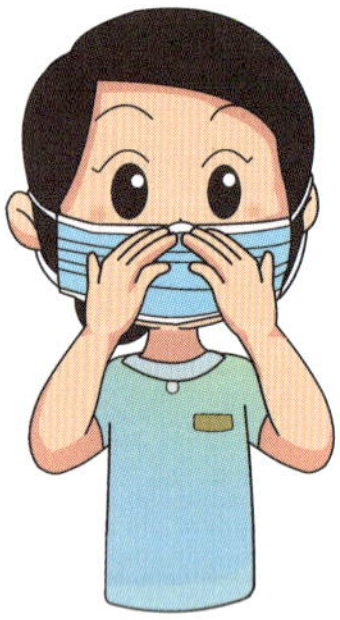

④双手指尖向内触压鼻夹，并逐渐向外移

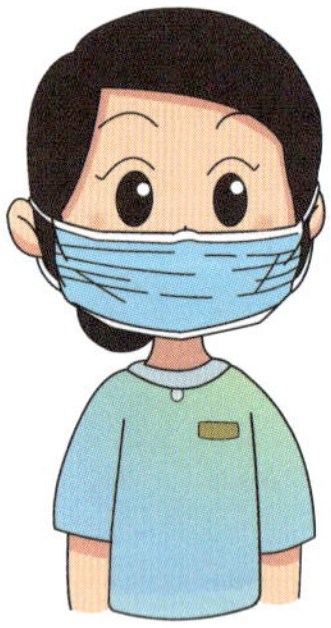

⑤适当调整口罩，使周边充分贴合面部

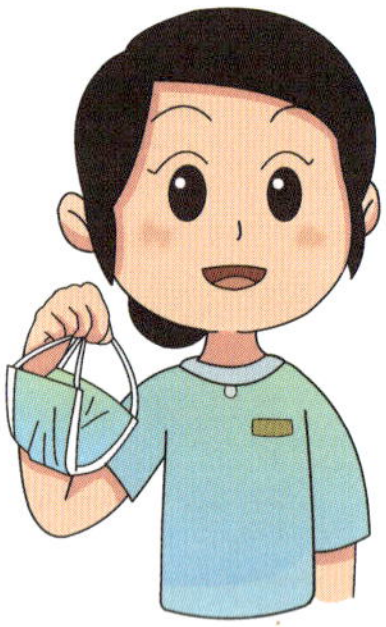

⑥口罩污染时或使用超过 4 小时更换

2. 一次性医用防护口罩使用步骤。

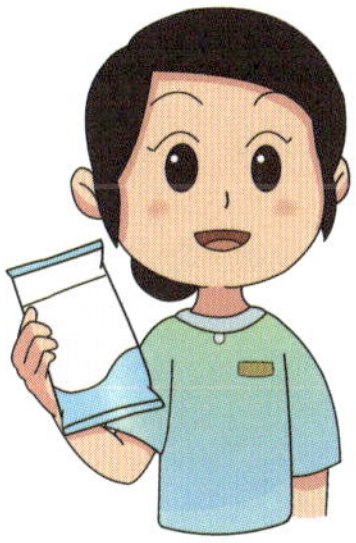

①检查口罩有效期及外包装是否破损

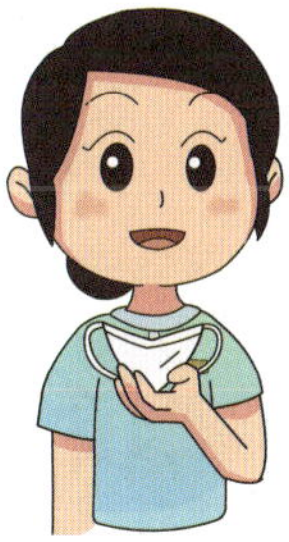

②手持口罩扣于面部，凸面朝外，鼻夹侧朝上

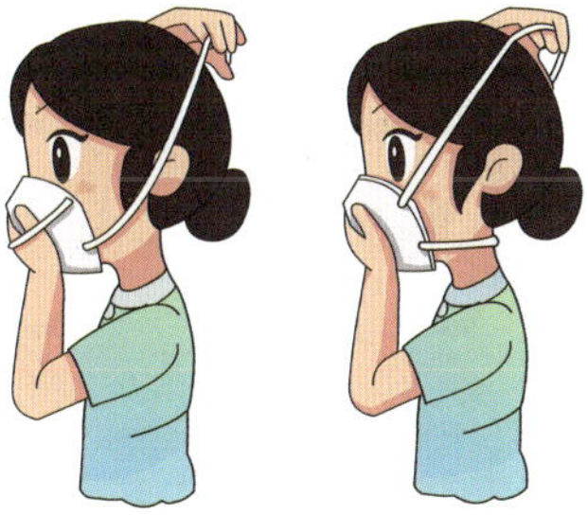

③先套下系带，再套上系带

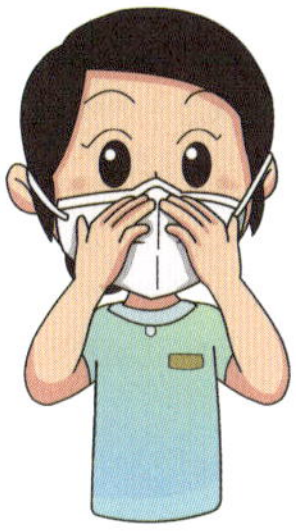

④双手指尖向内触压鼻夹，并逐渐向外移动，为鼻夹塑型

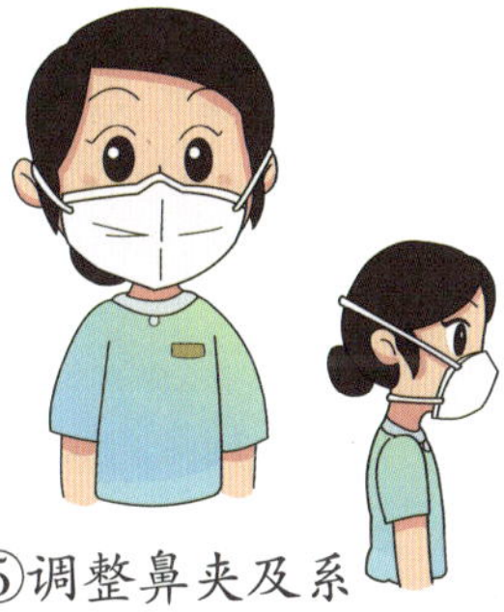

⑤调整鼻夹及系带，直至吹、吸气时均不漏气

3. 摘口罩的方法。

（1）摘医用外科口罩的方法。

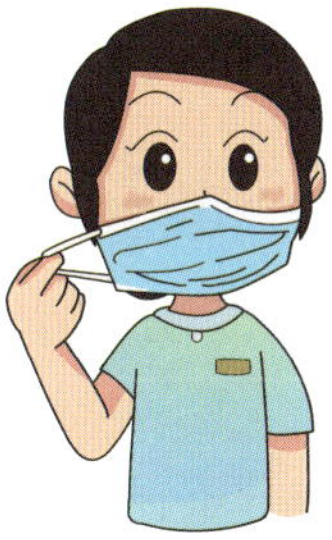

①摘取口罩时单手勾住口罩系带处取下

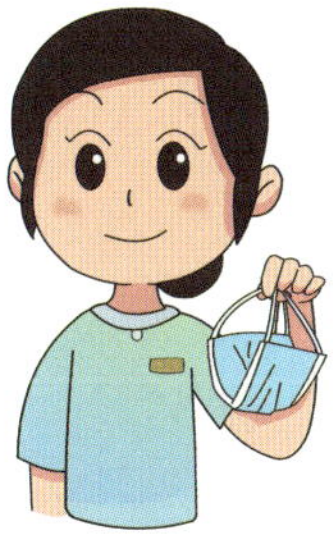

②拎系带

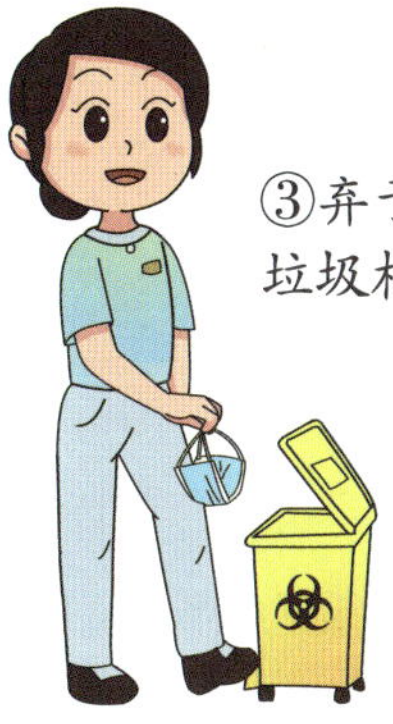

③弃于医疗垃圾桶

（2）摘一次性医用防护口罩方法。

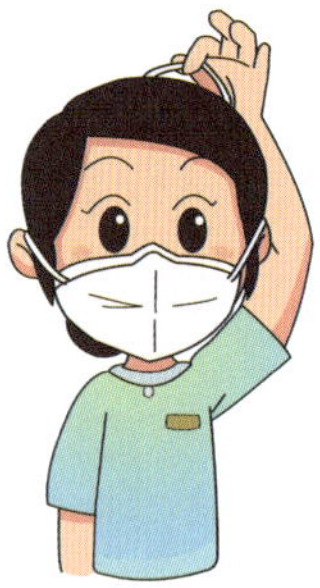

①不要触及口鼻，用手慢慢地将颈部的下系带从脑后拉过头顶

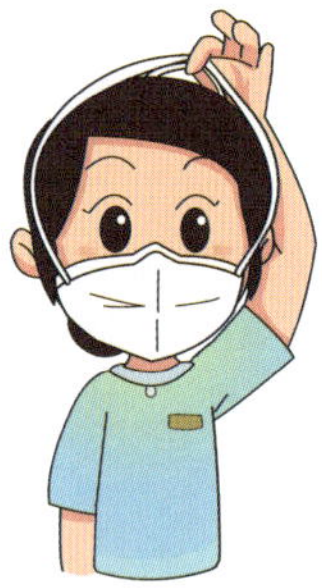

②拉上系带摘除口罩，手不要触及口罩

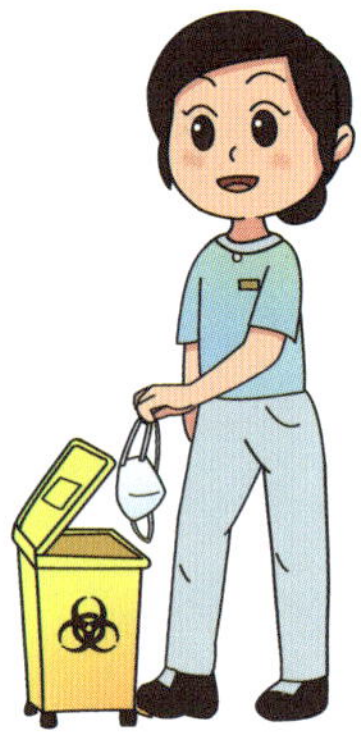

③废弃使用后的口罩

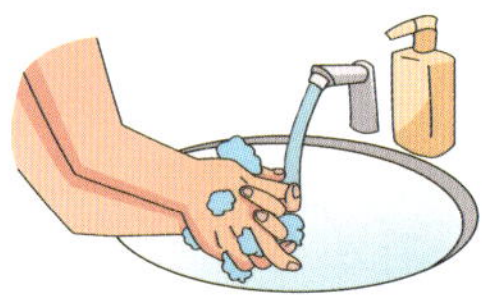

④做好手卫生

4. 注意事项。

（1）医用外科口罩内层白色、外层蓝色，内外层不可混戴，佩戴时手避免接触口罩内层；手不可接触戴过的口罩外面。

（2）不重复使用一次性医用防护口罩，脱下的口罩不能放入口袋或包内，应及时丢弃。

（3）一次性医用防护口罩使用时间为 4 ～ 6 小时。

（4）口罩应覆盖鼻、口、下颌。

（5）检查一次性医用防护口罩气密性：将双手完全盖住防护口罩，快速地呼气，若鼻夹附近有漏气应按步骤调整鼻夹；若四周有漏气，应调整到不漏气为止。

（6）口罩潮湿及被血液、体液污染后，应立即更换。

（三）手套

手套可以保护手部不受伤害，避免接触患者血液、体液、分泌物、排泄物，减少病原体的传播，避免交叉感染。

穿戴手套前，请修剪指甲，指甲太长或太尖容易导致手套破损。穿戴时请用手指肚部位穿戴，避免划破手套。脱手套时，将手腕处的手套翻起，向手指处脱卸。

1. 穿戴手套操作方法。

①从盒中取出一只手套，手指与手套避免过多接触，以减少污染风险。确认手套没有漏洞或者裂缝。

②大多数一次性手套和药物检测手套是左右手通用的。如果使用不通用的手套，请将手套的手指和拇指与手对齐，以确保将手套戴在正确的手上。

③将五根手指插入手套，并将袖子拉下，盖过手腕。

④重复以上步骤，戴上另一只手套。

2. 脱手套操作方法。

①抓住手套靠近手腕处的外侧边缘。

②把手套从手上摘下，翻过来，用戴着手套的一只手拿着。

③未戴手套的手指放在戴手套的手腕下，小心不要碰到手套的外面。

④还戴着的手套从里面翻过来，形成一个“袋子”，里面装着第一只脱下的手套。随后将手套丢弃到医疗垃圾箱内。

3. 注意事项。

①护理不同的患者时应更换手套。

②戴手套不能替代洗手，脱手套后实施手卫生，必要时进行手消毒。

③手套破损应及时更换。

④如果手部有伤口，在接触患者体液、血液操作时，应佩戴双层手套。

⑤勿重复使用一次性乳胶手套。

（四）隔离衣

隔离衣是既能保护患者，避免其受交叉感染，又能保护医疗护理员，避免其受到患者血液、体液、分泌物、排泄物和其他感染性物质的污染的防护用品。

1. 什么情况下需要穿隔离衣？

①接触感染性疾病患者，如肠道传染病患者、多重耐药菌感染患者及其周围环境时。

②接触保护性隔离的患者时，如大面积烧伤患者和骨髓移植患者等。

③可能受到患者的血液、体液、分泌物或排泄物喷溅污染时。

④进入隔离病房，照护患者及接触隔离病房周围环境时。

2. 穿隔离衣操作方法。

①右手提衣领，左手伸入袖中，右手将衣领上拉，露出左手。

②换左手持衣领，右手伸入袖中，露出右手，举双手将衣袖抖上。

③两手持衣领，由领子中央顺边缘向后系好颈带。

④扎好袖口。

⑤将隔离衣一侧边缘（约在腰下 5 厘米处）渐向前拉，见到边缘捏住。

⑥同法捏住另一侧边缘。

⑦双手在背后将衣边对齐。

⑧在背后将隔离衣向一侧折叠，一手按住折叠处，另一手将腰带拉至背后折叠处。

⑨将腰带在背后交叉，回到前面将带子系好。

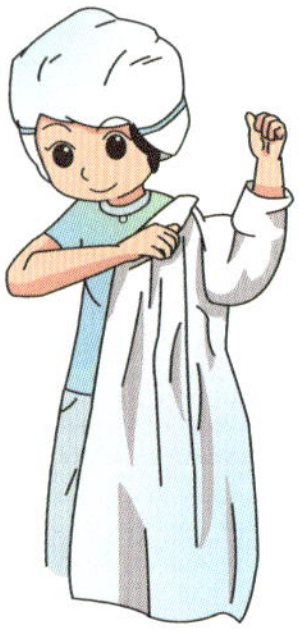

①

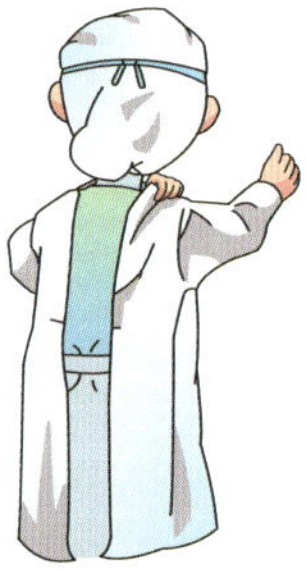

②

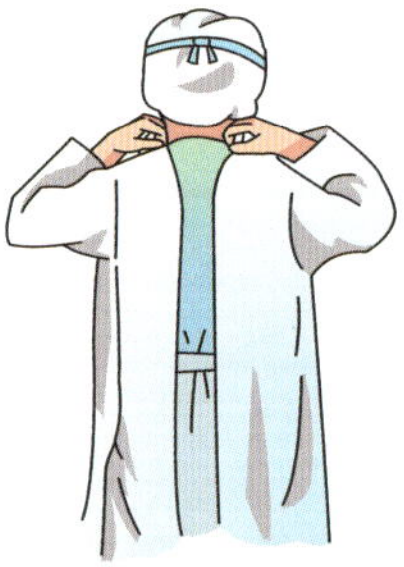

③

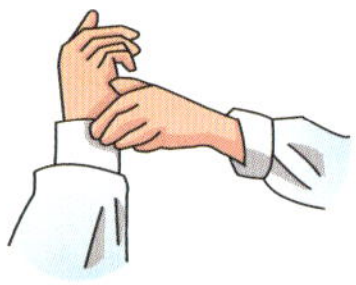

④

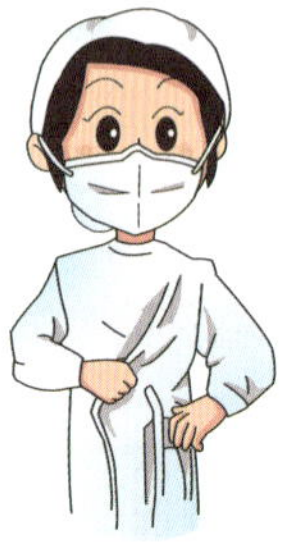

⑤

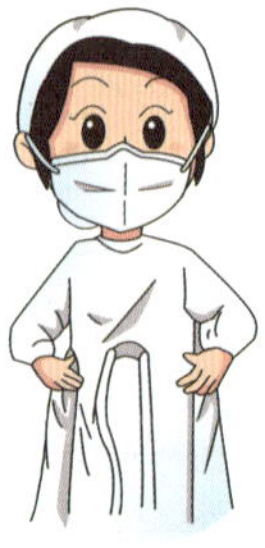

⑥

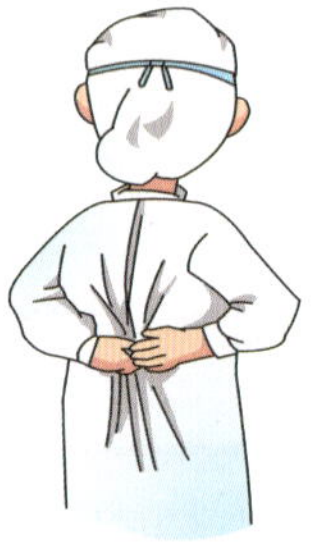

⑦

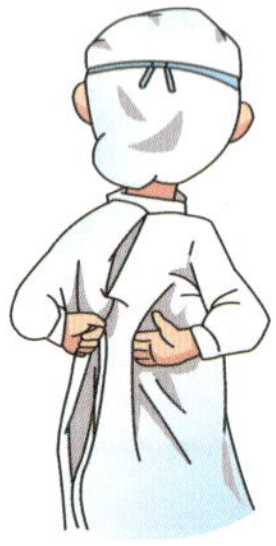

⑧

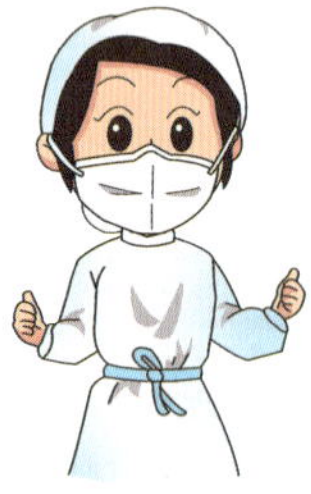

⑨

3. 脱隔离衣操作方法。

①解开腰带，在前面打一活结。

②解开袖带，塞入袖袢内，充分暴露双手，进行手消毒。

③解开颈后带子。

④右手伸入左手腕部袖内，拉下袖子过手。

⑤用遮盖着的左手握住右手隔离衣袖子的外面，拉下右侧袖子。

⑥双手转换逐渐从袖管中退出，脱下隔离衣。

⑦双手握住领子，右手将隔离衣两边对齐。如果悬挂在污染区内，污染面向外悬挂；如果悬挂在污染区外则反之。

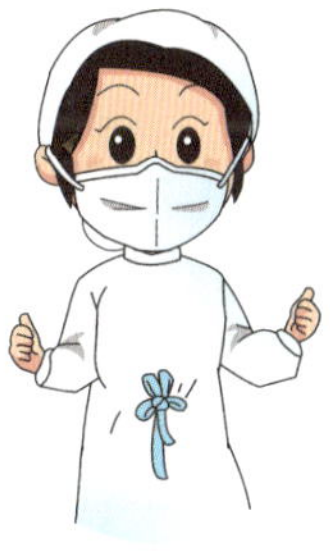

①

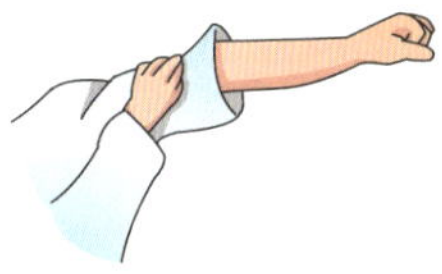

②

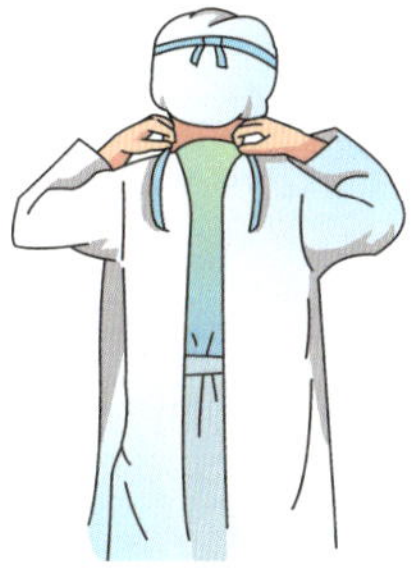

③

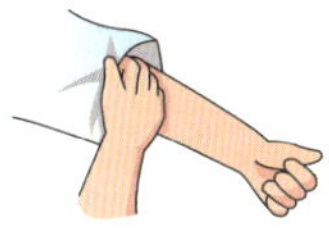

④

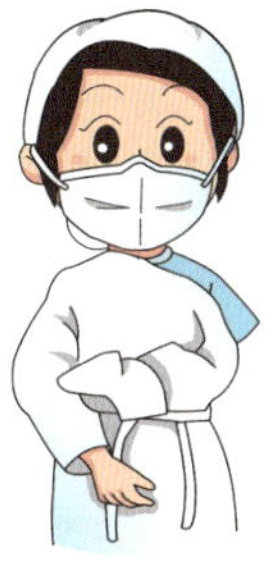

⑤

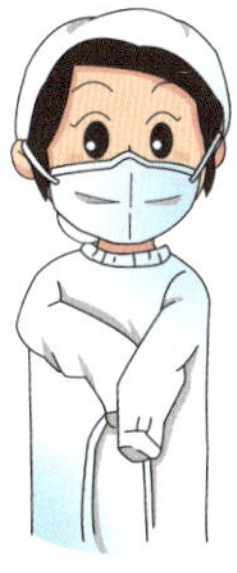

⑥

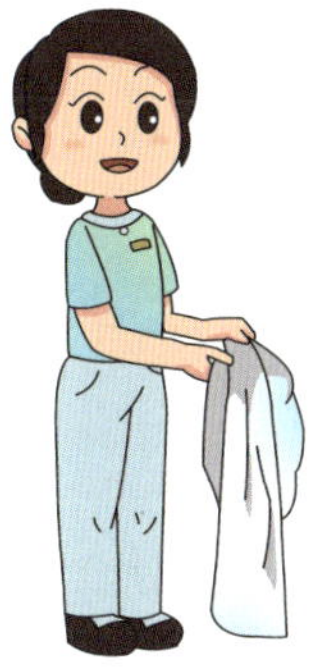

⑦

4. 穿脱隔离衣注意事项。

（1）穿隔离衣前准备好用物。

（2）隔离衣只限在规定区域内穿脱。

（3）系领扣时，勿使衣袖触及面部、衣领及工作帽。

（4）隔离衣内面为清洁区，穿脱时注意避免污染。

（5）一次性隔离衣如有潮湿，被体液、血液等污染或破损时，应及时更换。

（6）一次性隔离衣不可重复使用。

（7）脱下隔离衣后，将隔离衣污染面向内折叠打卷，丢弃到污物垃圾桶内。

在照护工作中，应正确选择防护用品并规范穿戴，规避职业风险，营造和谐的工作氛围。如果遇到前文提到的患者拉肚子之类的问题，医疗护理员应严格执行消化道隔离措施，加强手卫生，规范佩戴口罩、手套，并注意粪便、便器和尿片的消毒处理。

小贴士

1. 穿好隔离衣后，只限在规定区域内进行活动，避免去清洁区取物品。

2. 一次性隔离衣、手套、口罩、工作帽，在操作完成后应按医疗废物处理，即丢弃到专用黄色垃圾桶内，不得重复使用。

3. 防护用品若有潮湿、破损或被污染时应立即更换。

4. 脱手套后实施手卫生。

5. 注意口罩是否超过使用时长，口罩内外层不可混戴，避免手接触口罩内层。

思考题

什么情况下需要穿隔离衣？

（黄利宾、蒋雪春、张英华、毛艳、黄小兰、郑丹、梁树柳）

第四节　床单位的终末消毒

学习目标

（1）了解床单位的定义。

（2）熟悉终末消毒的定义。

（3）掌握床单位终末消毒具体操作流程。

医院寝具是患者就医环境的一部分，属于高频接触物体表面，在使用过程中，常被患者的体液、血液污染，而这些污染物通常携带着大量病原微生物，病原微生物可以在上面存活数小时，甚至数日、数月。规范患者床单位环境清洁消毒标准操作规程，可以全面减少外源性医院感染，保障患者安全。

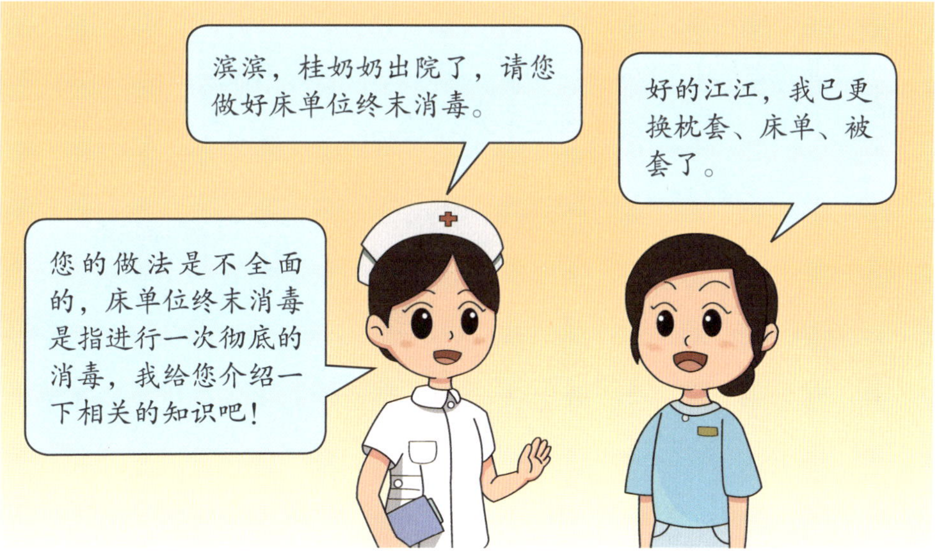
滨滨，桂奶奶出院了，请您做好床单位终末消毒。
好的江江，我已更换枕套、床单、被套了。
您的做法是不全面的，床单位终末消毒是指进行一次彻底的消毒，我给您介绍一下相关的知识吧！

一、什么是床单位？

床单位是指病室（房）内为每位住院患者配备的基本服务设施，一般包括病床及床上用品、床头柜、床边治疗带等。

二、什么是终末消毒？

终末消毒是指传染源（病例和无症状感染者）离开有关场所后进行的最后一次彻底消毒。应确保终末消毒后的场所和其中的各种物品不再有病原体的存在。

三、具体操作流程

（一）操作前准备

1. 医疗护理员准备：整洁服装，洗手，戴口罩和手套。

2. 用物准备：若干干净抹布、清水或含清洁剂的水、有效浓度为 500～1000 毫克 / 升含氯消毒液、空袋（桶）、污衣袋、紫外线灯或臭氧消毒机。

3. 环境准备：病室内无患者进食或进行有创性治疗，环境清洁、通风。

（二）撤污被服

撤下病床上的污被服，放入污衣袋，送至洗衣房处理。

（三）擦拭床单位

用消毒液擦拭床头设备带、椅子、床头柜、床板、床垫、餐板、床头、床摇把、床扶手、床栏、病床底部及轮子等部位。

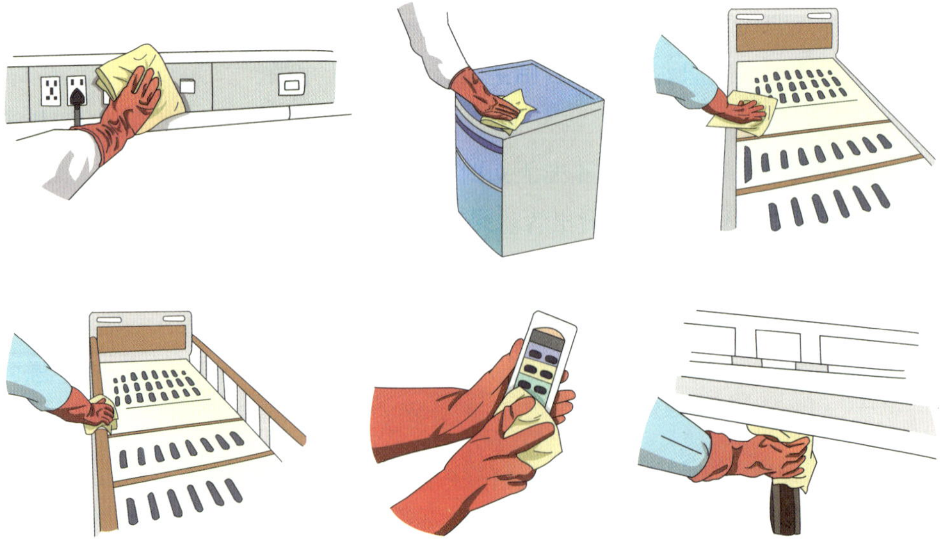

（四）消毒床上用品

1. 床垫、棉被胎、枕芯等须用紫外线或进行臭氧消毒。

2. 将床上用品置于日光下暴晒 2 ～ 4 小时，病室开窗通风。

（五）传染病患者床单位消毒

1. 关闭门窗。

2. 暴露病房环境：打开床旁桌，掀开棉被并竖起床垫。

3. 消毒病房：用消毒剂熏蒸或用臭氧消毒病房环境。

4. 擦拭：打开门窗，用消毒液擦拭家具地面。

5. 被服处理：消毒处理后清洗。

床单位终末消毒是患者转科、出院、转院或死亡后，对其住所及污染的物品进行的消毒，是对病室的最后一次消毒。患者出院后，应对其床单位表面、室内环境表面，患者排泄物、分泌物，以及其他污染物品做好终末消毒，并用紫外线灯进行空气消毒，以消除可能存在的病原微生物，确保下一位患者的安全。

小贴士

医院内的终末消毒主要是床单位的终末消毒，这是防控医院感染的重要环节。彻底的床单位终末消毒能切断感染传播途径，有效控制感染蔓延、遏制感染暴发，是预防和控制医院感染暴发的重要措施。患者转科、出院、转院或死亡后，应对其床单位进行彻底的清洁、消毒。

思考题

终末消毒时，床单位上的哪些物品需要清洁消毒？

（黄利宾、蒋雪春、张英华、毛艳、黄小兰、郑丹、梁树柳）

第五节　医疗垃圾分类要做好

学习目标

（1）了解医疗垃圾的定义。

（2）熟悉医院生活垃圾分类。

（3）掌握医疗废物分类、收集方法。

生活中，我们时刻注意垃圾如何分类。那么在医院，垃圾该如何丢弃？医疗垃圾和我们生活中的垃圾又有什么区别呢？

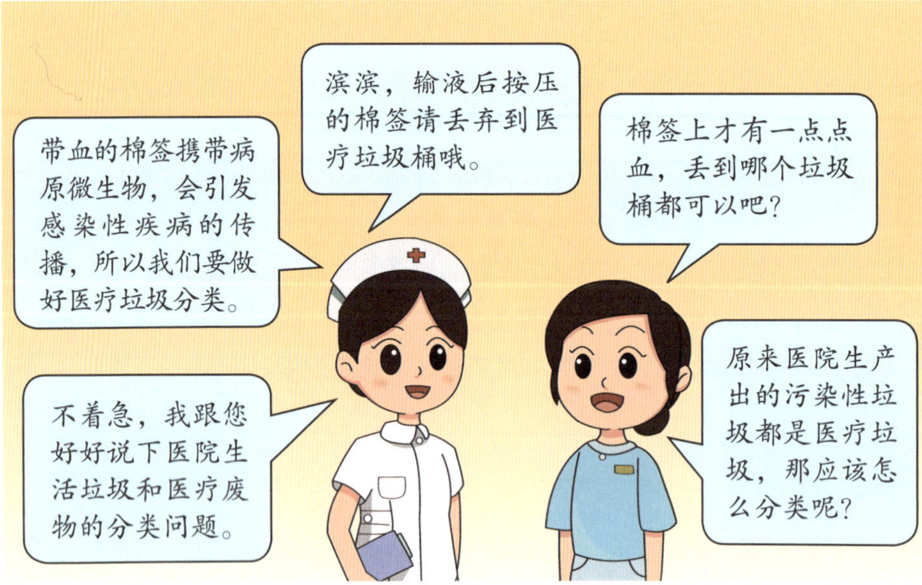
滨滨，输液后按压的棉签请丢弃到医疗垃圾桶哦。
棉签上才有一点点血，丢到哪个垃圾桶都可以吧？
带血的棉签携带病原微生物，会引发感染性疾病的传播，所以我们要做好医疗垃圾分类。
原来医院生产出的污染性垃圾都是医疗垃圾，那应该怎么分类呢？
不着急，我跟您好好说下医院生活垃圾和医疗废物的分类问题。

一、什么是医疗垃圾

医疗垃圾是指接触过患者的血液、肉体等，由医院生产出的污染性垃圾。如使用过的棉签、纱布、胶布、针筒、针头、药瓶、输液袋、手套、尿杯、各种导管、各类敷料以及传染病患者用过的东西等。

二、医疗垃圾的分类

医疗垃圾包括医院生活垃圾和医疗废物。医院生活垃圾和城市生活垃圾分类相同。

（一）医院生活垃圾分类

1. 可回收垃圾：主要包括废纸、塑料、玻璃、金属和布料五大类。

2. 厨余垃圾：包括剩菜剩饭、骨头、菜根菜叶、果皮等食品类废物。

3. 有害垃圾：含有对人体健康有害的重金属、有毒的物质或会对环境造成危害的废弃物，包括电池、灯泡、水银温度计、过期药品等。

4. 其他垃圾：包括除上述几类垃圾之外的渣土、卫生间废纸、纸巾等难以回收的废弃物。

（二）医疗废物分类

1. 医疗废物分为感染性废物、损伤性废物、病理性废物、化学性废物、药物性废物五类。

（1）感染性废物：携带病原微生物，具有引发感染性疾病传播危险的医疗废物，包括被患者血液、体液、排泄物等污染的物品，传染病患者产生的垃圾等医疗废物塑料制品。

（2）损伤性废物：能够刺伤或者割伤人体的废弃医用锐器，包括医用针、解剖刀、手术刀、玻璃试管等。

（3）病理性废物：诊疗过程中产生的人体废弃物和医学实验动物尸体，包括术中产生的废弃人体组织、病理切片后废弃的人体组织、病理蜡块等。

（4）化学性废物：具有毒性、腐蚀性、易燃易爆性的废弃的化学药品，如废弃的化学试剂、化学消毒剂、水银血压计、水银温度计等。

（5）药物性废物：过期、淘汰、变质或者被污染的废弃的药品，包括废弃的一般性药品、废弃的细胞毒性药物和遗传毒性药物等。

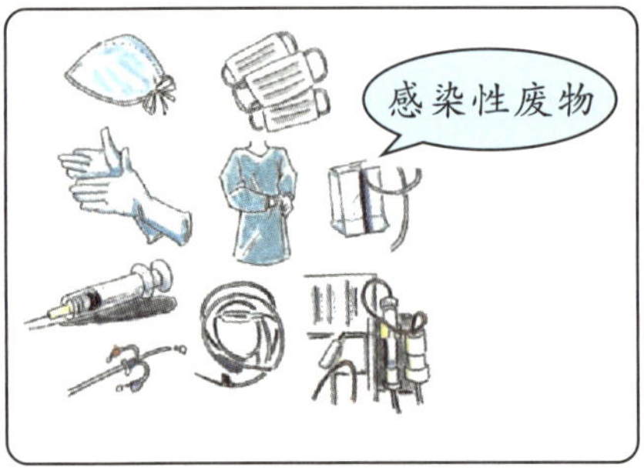

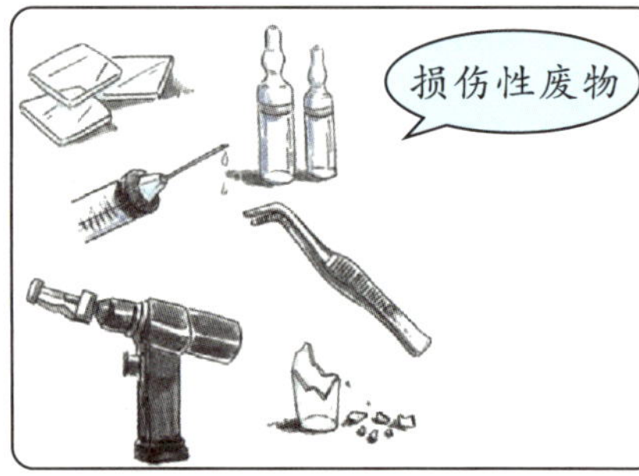

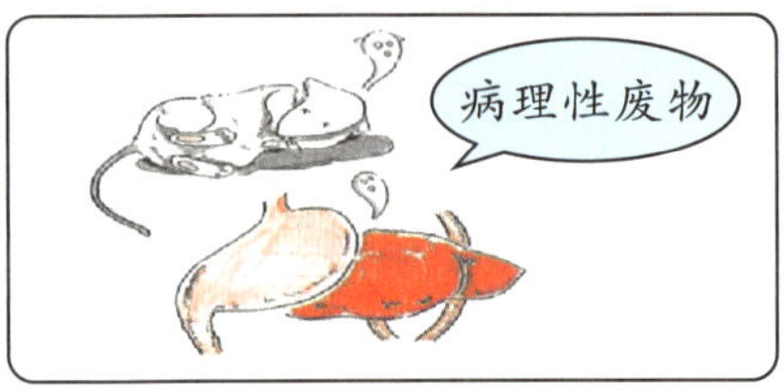

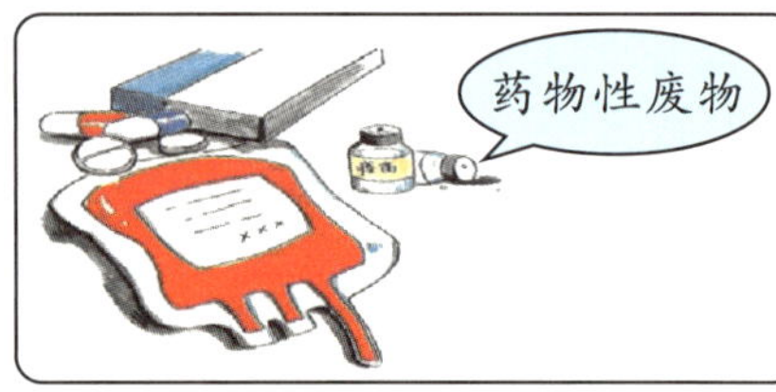

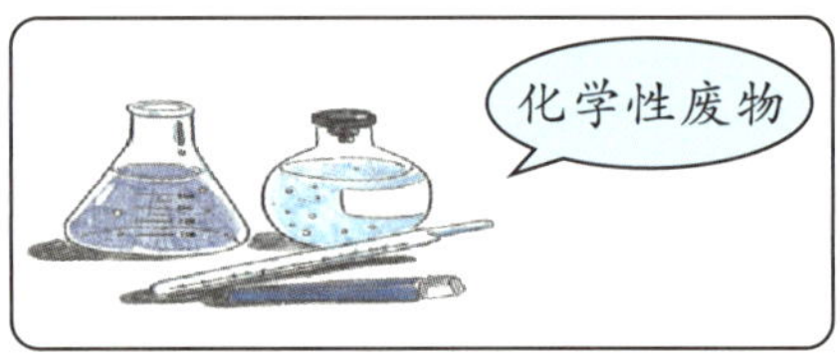

2. 医疗废物的收集方法。

（1）医疗废物收集流程图（见第 41 页）。

（2）注意事项。

①盛装的医疗废物达到包装物或者容器的 3/4 时，应当使用有效的封口方式，如鹅颈式封口。盛装传染病患者或者疑似传染病患者产生的医疗废物应当使用双层医疗废物包装袋。

②损伤性废物直接放入黄色医疗专用利器盒。选择合适规格的利器盒，装满 3/4 即封口转运。

③病理性废物收集于医疗废物专用包装袋，可进行防腐或者低温保存。

④少量的药物性废物可以并入感染性废物中，但应在标签中注明；批量废弃的药物性废物，收集后应交由具备相应资质的医疗废物处置单位或者危险废物处置单位等进行处置。

⑤化学性废物收集于容器中，粘贴标签并注明主要成分；收集后应交由具备相应资质的医疗废物处置单位或者危险废物处置单位等进行处置。

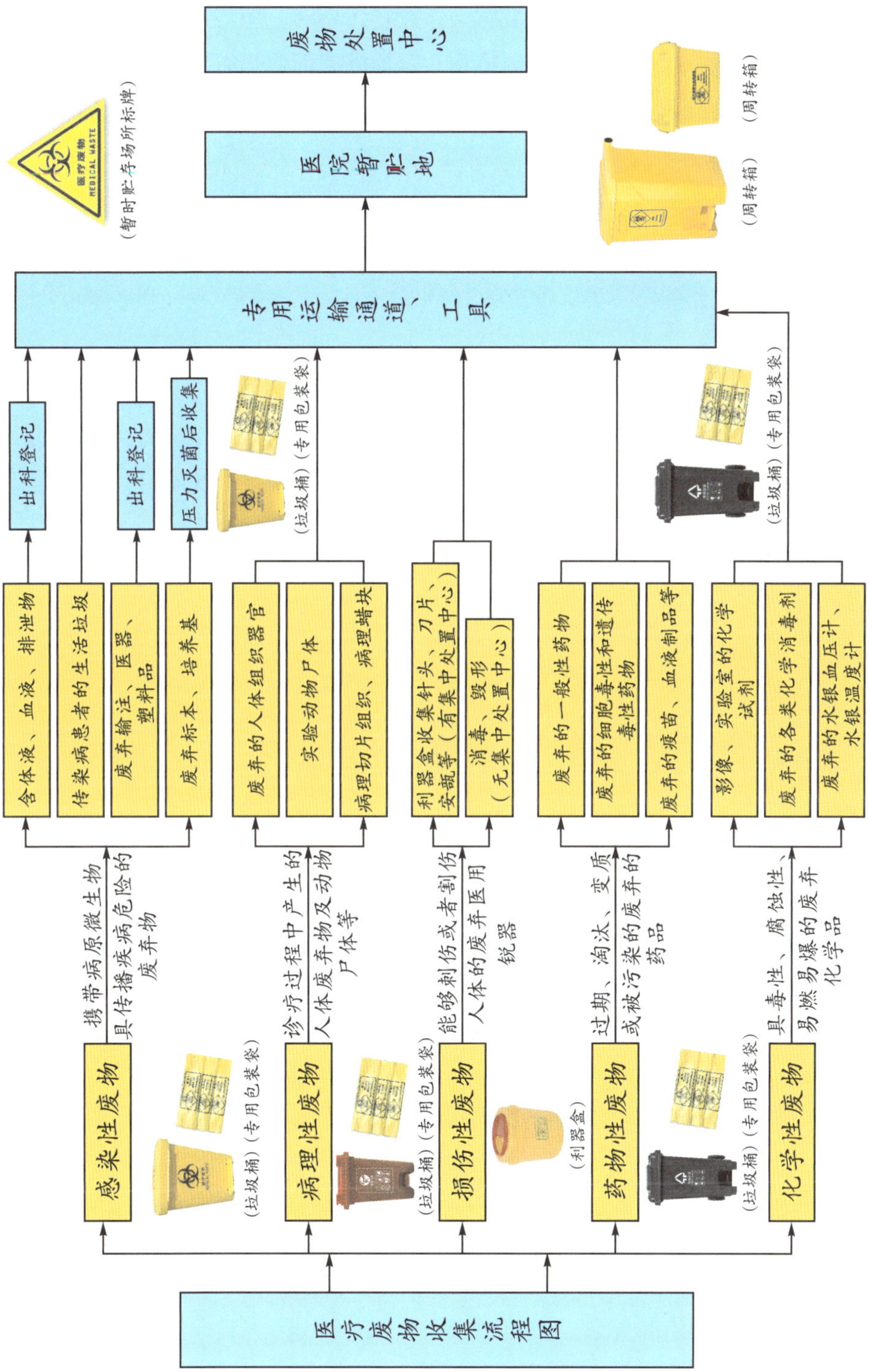
医疗废物收集流程图
感染性废物
携带病原微生物具有传播疾病危险的废弃物
（垃圾桶）（专用包装袋）
病理性废物
诊疗过程中产生的人体废弃物及动物尸体等
（垃圾桶）（专用包装袋）
损伤性废物
能够刺伤或者割伤人体的废弃医用锐器
（利器盒）
药物性废物
过期、淘汰、变质或被污染的废弃的药品
（垃圾桶）（专用包装袋）
化学性废物
具毒性、腐蚀性、易燃易爆的废弃化学品
含体液、血液、排泄物
传染病患者的生活垃圾
废弃输注、医器、塑料品
废弃标本、培养基
出科登记
出科登记
压力灭菌后收集
（垃圾桶）（专用包装袋）
废弃的人体组织器官
实验动物尸体
病理切片组织、病理蜡块
利器盒收集针头、刀片、安瓿等（有集中处置中心）
消毒、毁形（无集中处置中心）
废弃的一般性药物
废弃的细胞毒性和遗传毒性药物
废弃的疫苗、血液制品等
影像、实验室的化学试剂
废弃的各类化学消毒剂
废弃的水银血压计、水银温度计
（垃圾桶）（专用包装袋）
专用运输通道、工具
医院暂贮地
废物处置中心
医疗废物
MEDICAL WASTE
（暂时贮存场所标牌）
（周转箱）
（周转箱）

⑥包装物或者容器的外表面被感染性废物污染时，应当对被污染处进行消毒处理或者增加一层包装；每个包装物、容器外表面应当有警示标识和中文标签，中文标签的内容应当包括医疗废物产生单位、产生日期、类别及需要的特别说明等。

感染性废物、损伤性废物、病理性废物、化学性废物和药物性废物都有其特定的处理方法和要求，因此，医疗护理员应学会医疗废物的正确分类，并严格按照相关规定处理每一类医疗废物。

小贴士

医疗垃圾随意乱扔不仅会造成就医患者的医院感染，也会对回收垃圾的工作人员的健康造成威胁。执行正确的垃圾分类方法，既是对他人健康的负责，也是对自己的健康负责。生活垃圾和医疗垃圾分类不仅是医务人员的事，也关乎每个人的切身利益。

思考题

在照护患者过程中使用过的口罩、手套属于什么医疗垃圾？

（黄利宾、蒋雪春、张英华、毛艳、黄小兰、郑丹、梁树柳）

第三章
降温宝典：发热护理全攻略

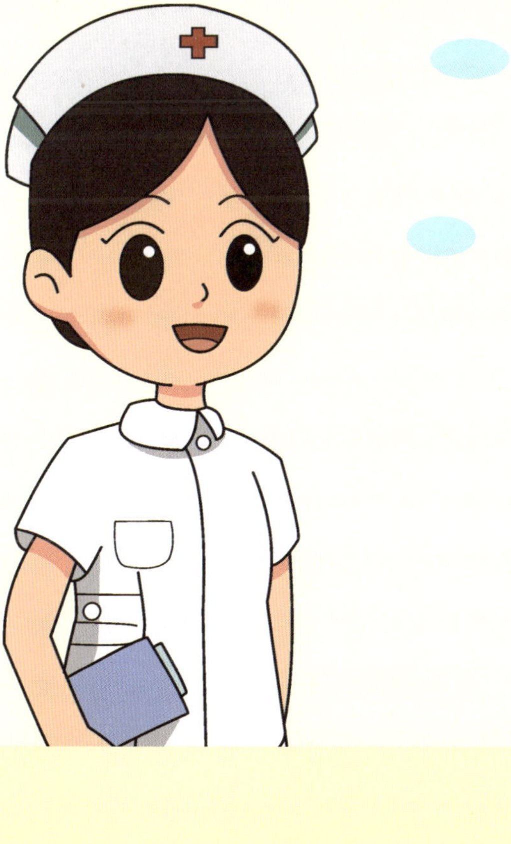

扫码获取更多资源

第一节　发热，你了解多少

学习目标

（1）了解发热的定义、分类。

（2）熟悉发热的影响因素。

（3）掌握发热的过程和表现、注意事项。

发热是机体在致热原作用下或其他原因引起体温调节中枢的功能障碍，导致体温升高超出正常范围的现象。老年人由于神经调节功能减退及免疫力下降，发热反应比较隐匿，一般只是低热，在不经意间症状就会恶化，因此平时除测量体温以外，也要仔细观察老年人的身体情况。

老年人发热的特点与年轻人有所不同，这使得临床判断和处理变得更加复杂，因此在评估老年人发热时，需要综合考虑其年龄、基础疾病和症状表现，以确保及时、准确地进行诊断和治疗。

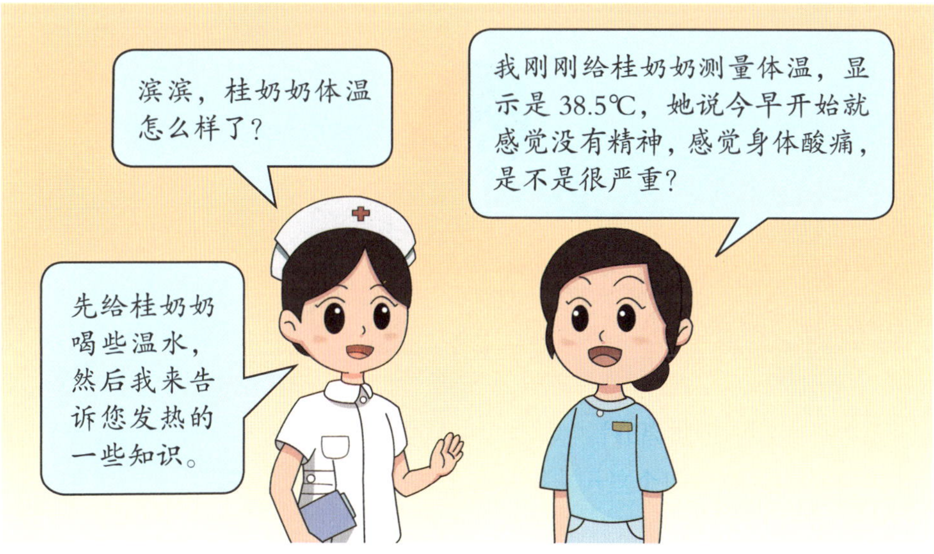

一、发热的定义

正常情况下，人体的产热和散热保持着动态平衡，各种原因导致产热增加、散热减少则出现发热。

二、发热的类型

按照体温高低将发热分为四类（以腋温为准）：37.4 ～ 38.0℃为低热，38.1 ～ 39.0℃为中热，39.1 ～ 41.0℃为高热，41.0℃以上为超高热。

三、体温的影响因素

体温是人体相对稳定的指标，通常在正常范围内波动。正常情况下，运动、进食、情绪、环境、时间等因素都会对体温产生轻微的影响。人在 24 小时内体温的变化幅度约为 0.5 ～ 1.0℃，一般 2:00—6:00 最低，14:00—20:00 最高。

四、发热的治疗原则

1. 病因治疗。针对发热的病因进行积极的处理是解决发热的根本办法。例如感染性发热，应根据感染源不同选择有效药物进行治疗。

2. 降温治疗。对于感染性发热而言，发热本身是机体免疫系统清除感染源的表现之一，低热时通常可不急于使用解热药，但一定要告知患者，取得理解。当体温持续升高达到高热或发热，使患者感到严重不适时，则需要进行降温处理。

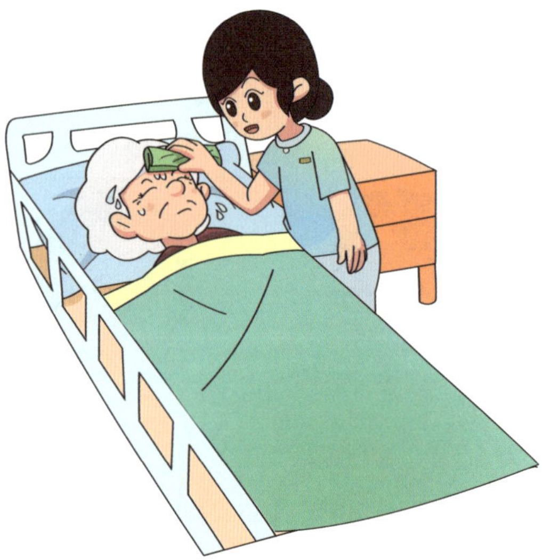

3. 预防治疗。老年人平时宜规律作息，多饮水，多锻炼，给予清淡、易消化饮食。

五、老年人发热的过程和表现

1. 体温上升期。此期产热大于散热，体温上升。老年人主要表现为疲乏无力、皮肤苍白、干燥无汗、畏寒，甚至寒战。

2. 高温持续期。此期产热和散热在高于正常的水平上保持相对平衡。老年人主要表现为面色潮红、皮肤灼热、口唇干燥、呼吸脉搏加快、寒战减少、头痛头晕、食欲缺乏、全身不适、软弱无力。

3. 体温下降期。此期散热大于产热，体温逐渐下降至正常水平。老年人主要要表现为大量出汗、皮肤潮湿。

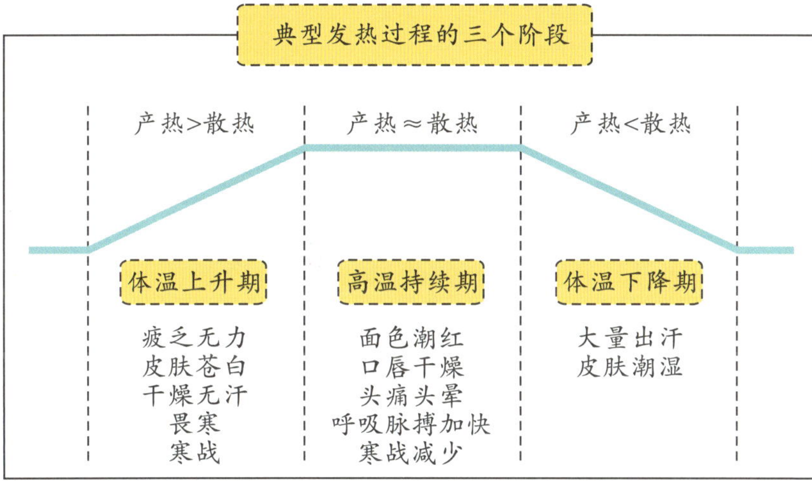

六、照护发热老年人时的注意事项

1. 休息。休息可减少能量的消耗，有利于机体康复。高热者需卧床休息；低热者可酌情减少活动，适当休息。

2. 补充营养和水分。给予高热量、高蛋白、高维生素、易消化的食物。鼓励少量多餐，以补充高热的消耗，提高机体的抵抗力。如无禁忌，鼓励老年人多饮水，每日 3000 毫升为宜，以补充高热消耗的水分。

3. 口腔护理。发热时由于唾液分泌减少，口腔黏膜干燥，且抵抗力下降，易出现口腔感染。应在晨起、餐后、睡前协助老年人漱口，保持口腔清洁；佩戴义齿者，每次餐后要注意将义齿取下，清洗干净。

4. 皮肤护理。退热期患者往往大量出汗，应及时擦干汗液，更换衣服和床单，保持皮肤清洁、干燥，防止受凉。对长期卧床患者，应协助其改变体位，防止压力性损伤、肺炎等并发症出现。老年人发热期间，注意沐浴更衣，保持皮肤清洁舒适；还可以用温水泡脚，使皮肤舒适。

5. 降温护理。低热患者优先选择物理降温，高热患者可结合使用物理降温及药物降温。常用物理降温方法有冰袋局部冰敷、温水拭浴、乙醇拭浴等，如可用冰袋冰敷脖子、腋窝、腹股沟等部位。常用退热药物有对乙酰氨基酚、布洛芬、阿司匹林等，使用药物降温时应注意遵医嘱用药，注意药物的剂量，尤其对年老体弱及心血管疾病患者，为了防止退热时大量出汗导致虚脱或休克，应在实施降温措施 30 分钟后测量体温，及时了解体温下降的情况。

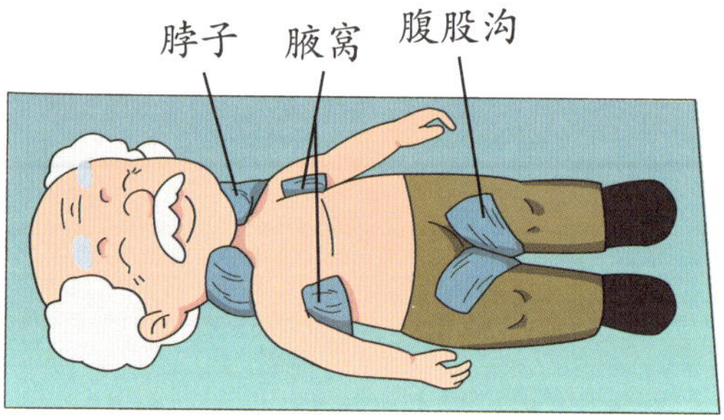

小贴士

发热仅是一个临床症状，医疗护理员对此要引起足够重视，可以让老年人少量多次喝水，但不能擅自用药，应及时告知医生、护士。

思考题

桂奶奶高烧 39.5℃，遵医嘱吃了退热药，现在出了一身汗，医疗护理员在照护时需要注意什么？

（罗熹、宁小梅、黄美红、罗小媛、黄利宾、杨夏云、卢少梅、吕建延）

第二节　盖厚被子“捂汗”真的能退烧？

学习目标

（1）了解“捂汗”的定义。

（2）熟悉“捂汗”的时机。

（3）掌握“捂汗”的注意事项。

相信很多人都有过感冒发热的经历，应对发热的办法也是多种多样，有些人会采用一种“土办法”来退热，那就是盖厚被子“捂汗”，那么使用这种办法时要注意什么呢？

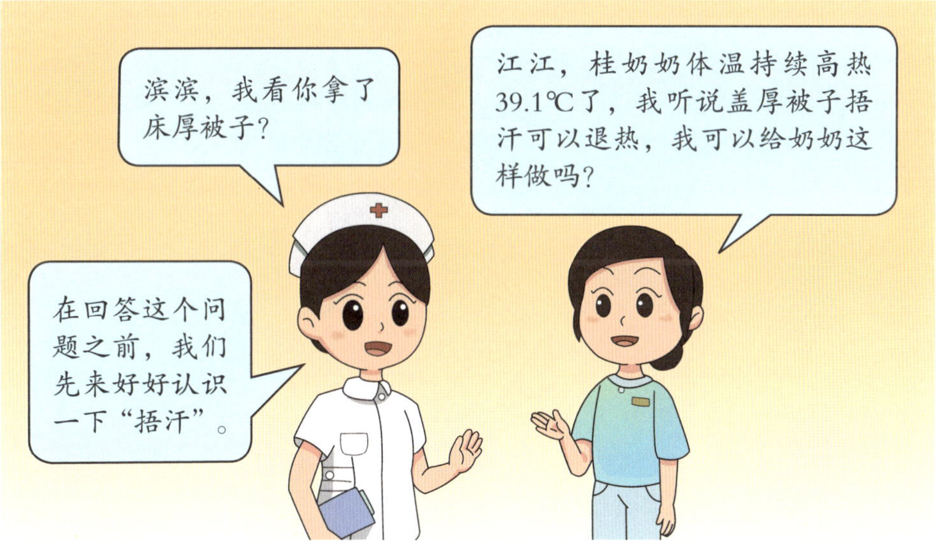
滨滨，我看你拿了床厚被子？
江江，桂奶奶体温持续高热39.1℃了，我听说盖厚被子捂汗可以退热，我可以给奶奶这样做吗？
在回答这个问题之前，我们先来好好认识一下“捂汗”。

一、什么是“捂汗”

“捂汗”是中医治疗发热疾病常用辅助发汗的方法。中医理论中的发热主要有两大类疾病，一类是伤寒，一类是温病。捂汗退热仅适用于伤寒引起的发热，不适用于温病引起的发热。需要强调的是，“捂汗”不仅要盖厚被子，还要喝热稀粥、姜汤或者服用发汗的药物来温胃散寒，以给身体提供足够的正气，让人毛孔打开，让汗排出来，把邪气散出去，并不是单纯地盖被子就能起作用。如果是自行用药或未用药，不提倡“捂汗”。

二、“捂汗”的时机

发热通常分为三个时期，即体温上升期、高温持续期、体温下降期。在前两个时期，患者可能会有畏寒、寒战的症状，此时盖厚被子可保暖，能一定程度上缓解患者的不适。“捂汗”后汗液会带走大量的热量，可能会在一定程度上起到降温退热的作用。但是当体温大于39℃时，“捂汗”要慎重。因为高温持续期的老年人是不出汗的，此时如果继续盖厚被子“捂汗”，会影响散热，有可能导致发热加重，增加不适感。由此可见，“捂汗”需要把握好时机。

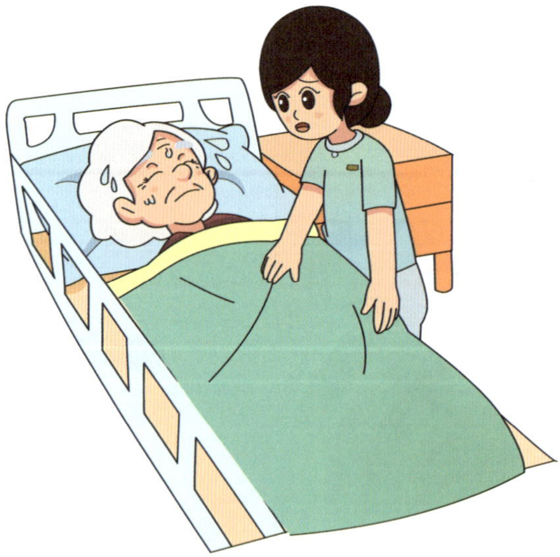

三、“捂汗”的注意事项

如果“捂汗”前没有使用发汗的药物，单纯想要盖厚被子捂出汗来退热，效果会较差，而且可能会导致体温进一步升高，在夏季气温高时甚至有中暑的风险。

“捂汗”之后不要立刻掀开被子，因为“捂汗”时毛孔是打开的，如果立刻掀开被子，温差容易导致寒邪再次侵入身体。应该捂着被子把汗擦干以后，再慢慢掀开被子，及时更换衣物，避免再次着凉。

“捂汗”是一种退热的好方式，但不能盲目地捂，判断是否适合“捂汗”退热是需要中医专业知识的，普通人发热后应及时就诊，遵从医嘱，不建议自行“捂汗”退热。

小贴士

发热不一定是坏事情，它本身是机体的一种防御反应，出现发热后，大家不必急于退热，最重要的是要好好休息。在就医前，我们可以根据老年人的舒适程度来选择保暖或者降温——冷了盖被子，感觉太热了就适当地用温水擦浴，多喝水，多补充营养，在医生的指导下合理使用药物退热。

思考题

1. 桂奶奶持续发热 39.1℃已经 1 小时了，能不能盖厚被子“捂汗”？
2. “捂汗”出汗后该怎么做？

（罗熹、宁小梅、黄美红、罗小媛、黄利宾、杨夏云、卢少梅、吕建延）

第三节　食物的选择有技巧

学习目标

（1）了解正确饮食对发热老年人的重要意义。

（2）掌握老年人发热时饮食注意事项。

（3）熟悉老年人发热期间的适宜食物。

选择正确的食物对于老年人来说不仅仅是满足基本的营养需求，更是维护健康、提高生活质量的重要手段。因此，老年人及其照护者应重视饮食选择，确保摄入均衡、营养丰富的食物。

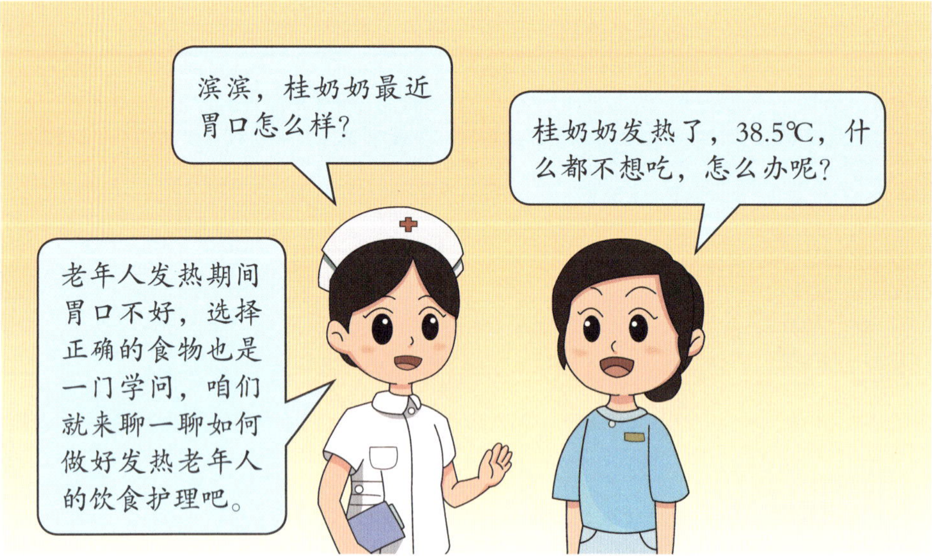
滨滨，桂奶奶最近胃口怎么样？
桂奶奶发热了，38.5℃，什么都不想吃，怎么办呢？
老年人发热期间胃口不好，选择正确的食物也是一门学问，咱们就来聊一聊如何做好发热老年人的饮食护理吧。

一、发热患者须选择正确的饮食

发热是身体对疾病的一种反应，通常伴随着体温的升高。在这个过程中，合理的饮食对于维持身体的能量和营养供应乃至促进身体康复至关重要。对于发热的患者而言，选择正确的食物不仅可帮助他们降温，还能提高他们的免疫力，促进其恢复健康。

二、老年人发热时饮食注意事项

1. 发热时，身体会通过呼吸和出汗来散热，这会导致体内水分的大量流失。因此，如老年人无禁忌，每天至少应喝 8 杯水，以补充身体所需的水分。如果出汗较多，还应增加饮水量。还可多喝酸性果汁如山楂汁、猕猴桃汁、红枣汁、鲜橙汁、西瓜汁等，以促进胃液分泌，增进食欲。

2. 易消化的食物。发热的患者消化液分泌减少，消化酶活力下降，胃肠蠕动减慢，导致食欲降低，也会伴随着消化不良。宜选择易消化的食物，如稀饭（白米粥、小米粥、小豆粥等）、面条，可配合甜酱菜、大头菜、榨菜或豆腐乳等小菜，以清淡、爽口为宜。

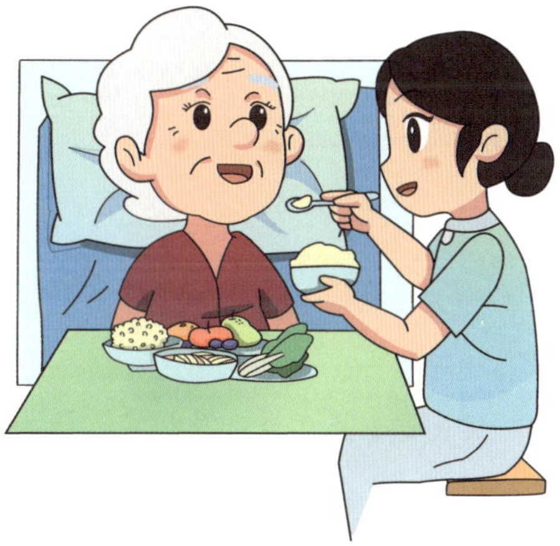

3. 富含维生素和矿物质的食物。维生素和矿物质对于维持免疫系统的正常功能至关重要。应多吃新鲜水果和蔬菜，如橙子、香蕉、苹果、梨、胡萝卜和菠菜等，以补充维生素和矿物质。

4. 适量补充电解质。发热出汗时，身体内的电解质（如钠和钾）会随之流失。适量饮用运动饮料或自制电解质饮品（如淡盐水）可以帮助补充电解质。

5. 少量多餐。发热患者饮食宜少量多餐。半流质饮食如面片汤、鸡汤、龙须面、小馄饨、菜泥粥、肉松粥、肝泥粥、蛋花粥等更适合老年人发热时的胃口及消化能力。

6. 适当补充蛋白质。蛋白质能够帮助人们提高机体抵抗力，因此发热患者要适当补充富含蛋白质的食物，比如鸡蛋羹、牛奶等，但是不要进食过多，以免引起消化不良。

7. 注意食品安全。发热时身体抵抗力下降，容易受到细菌和病毒的侵袭，要特别注意食品安全，避免食用过期食品或未煮熟的食物。

8. 避免油腻和高脂肪食物。油腻和高脂肪食物难以消化，会增加胃肠道的负担，发热时应尽量避免食用这些食物。

9. 避免辛辣和刺激性食物。辛辣和刺激性食物可能会刺激胃黏膜，导致不适或加重消化问题。发热时，应避免食用辣椒、咖啡、酒和碳酸饮料等。

小贴士

根据患者的具体情况和医生的建议，制订个性化的饮食计划。如果患者有特殊的饮食需求或限制，如糖尿病、高血压等，应遵循相应的饮食指导。

思考题

桂奶奶发热两天了，什么食物比较适合她呢？

（罗熹、宁小梅、黄美红、罗小媛、黄利宾、杨夏云、卢少梅、吕建延）

第四节　过度饮水要杜绝

学习目标

（1）了解水中毒定义。

（2）熟悉一般饮水量计算。

（3）掌握科学饮水的注意事项。

水是生命必不可少的物质之一，是构成人体组织的主要成分。水参与机体的新陈代谢，维持体液的正常渗透压和电解质平衡，还具有调节体温和润滑的作用，对维持机体正常的生理活动至关重要。

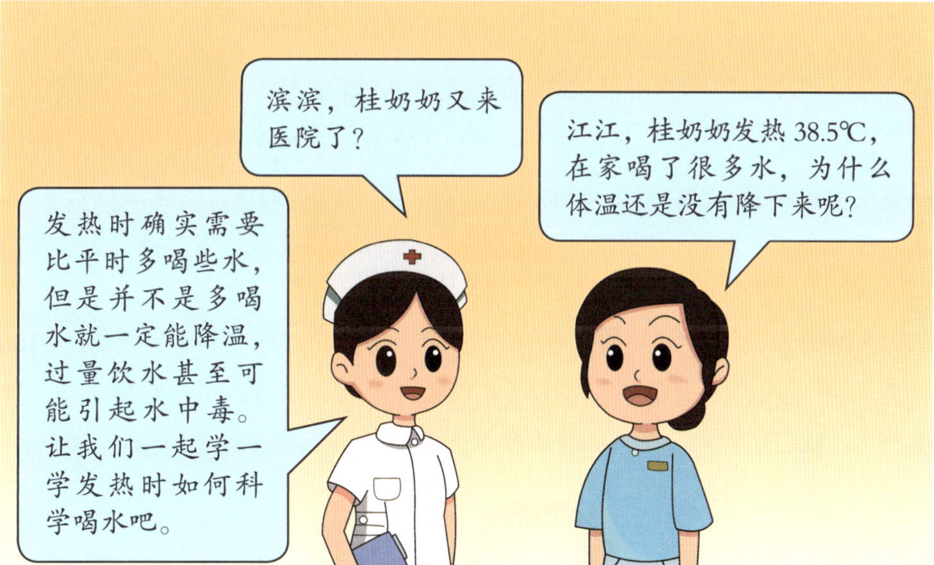
滨滨，桂奶奶又来医院了？
江江，桂奶奶发热 38.5℃，在家喝了很多水，为什么体温还是没有降下来呢？
发热时确实需要比平时多喝些水，但是并不是多喝水就一定能降温，过量饮水甚至可能引起水中毒。让我们一起学一学发热时如何科学喝水吧。

一、水中毒的定义

当机体摄入水总量大大超过排出水量，水在人体内潴留，引起血浆渗透压下降和循环血量增多的现象，称为水中毒，又称稀释性低钠血症。

二、每日饮水量

水摄入过多或过少都会影响身体的健康。水摄入过多，超过肾脏排出能力，可引起急性水中毒，严重时还会危及生命；水摄入过少，机体处于脱水状态，则有可能增加患泌尿系统疾病（如尿道感染、尿路结石等）、心血管疾病（如动脉粥样硬化）等疾病的发病风险。

根据《中国居民膳食指南（2022）》的推荐，足量饮水，少量多次。在温和气候条件下，低身体活动水平成年男性每天喝水 1700 毫升，成年女性 1500 毫升。推荐喝白开水或茶水，少喝或不喝含糖饮料，不用饮料代替白开水。不过这个标准是根据大多数人的情况来制定的，具体的饮水量应该根据个人的情况和环境等因素来适当调整。注意饮水每日不要超过 3000 毫升，避免水中毒。

三、科学饮水注意事项

1. 不口渴也要饮水。不觉得渴不等于身体不缺水，人们觉得口渴时已经是轻度缺水的状态了，所以间隔一段时间就应适当饮水。

2. 拒绝冰水与烫水，饮温水。65℃以上的热饮已被世界卫生组织国际癌症研究机构列为 2A 类致癌物，所以再心急也不要喝太烫的水。不建议总喝冰水，因为冰水会刺激胃肠，甚至导致腹痛、腹泻等问题。建议饮用“接近于体温的白开水”，温度在 40℃左右即可。

3. 分时段有效饮水。宜少量多次饮水。例如：起床 1 杯（每次 50 ～ 100 毫升），补偿夜间水分消耗；餐前 1 小时 1 杯，促进食欲；工作间歇 1 杯，缓解疲劳；睡前 1 杯，预防夜间血液黏稠度增加。

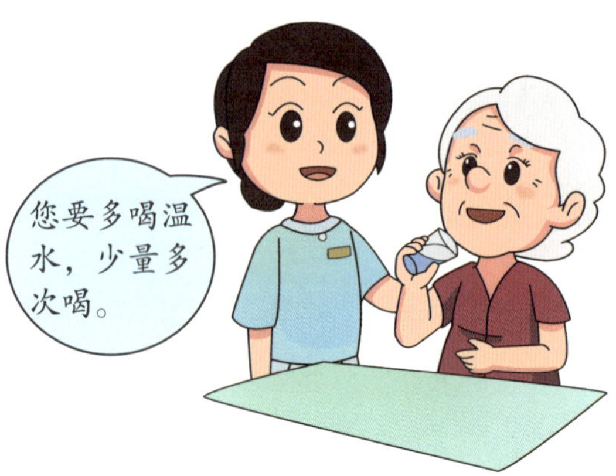

4. 不要盲目执着于“8 杯水”。“每日 8 杯水”只是参考数字，不要拘泥于此，具体饮水量应根据个人状况调整，在高温或进行中等以上身体活动时，应增加饮水量。可参考“8 杯水”时间表的节点饮水。

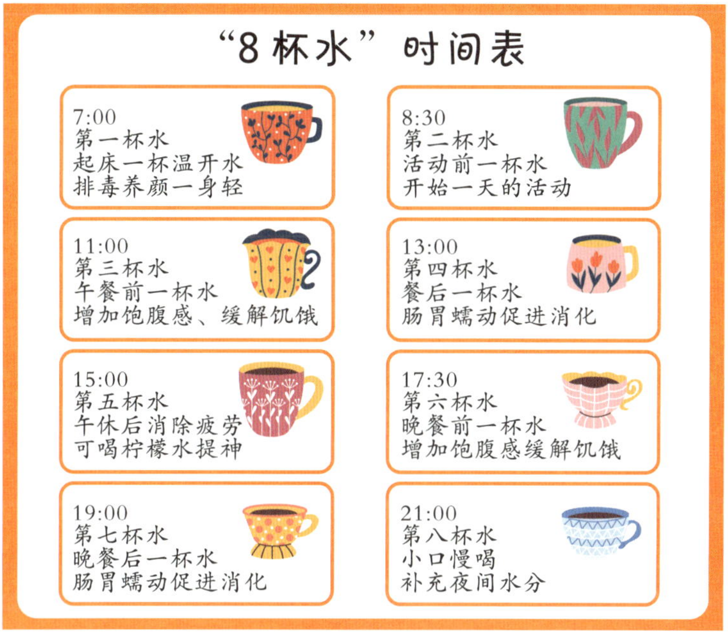

5. 发热时应适当多饮水。身体发热时，往往感到口干舌燥，另外发热出汗也会带走身体的水分，因此应适当多喝水，以补充身体丢失的水分。但是补充水分要量出为入，以免造成严重的后果。

小贴士

多喝水并不适用于所有人，合并有肝、肾、心功能不全等基础疾病的患者需在医生指导下适当限制水摄入量。

思考题

桂奶奶平时没有基础疾病，最近感冒发烧了，应该怎么样指导她喝水？

（罗熹、宁小梅、黄美红、罗小媛、黄利宾、杨夏云、卢少梅、吕建延）

第五节　清洁照护要注意

学习目标

（1）了解老年人发热期间身上异味的来由。

（2）熟悉老年人发热期间清洁照护的重点。

（3）掌握老年人发热时如何清洁皮肤。

清洁照护不仅是满足老年人基本生活需求的方式，更是维护他们的健康、提高他们的生活质量的重要措施。因此，医疗护理员应重视老年人的清洁照护，确保他们在一个健康、安全的环境中生活。

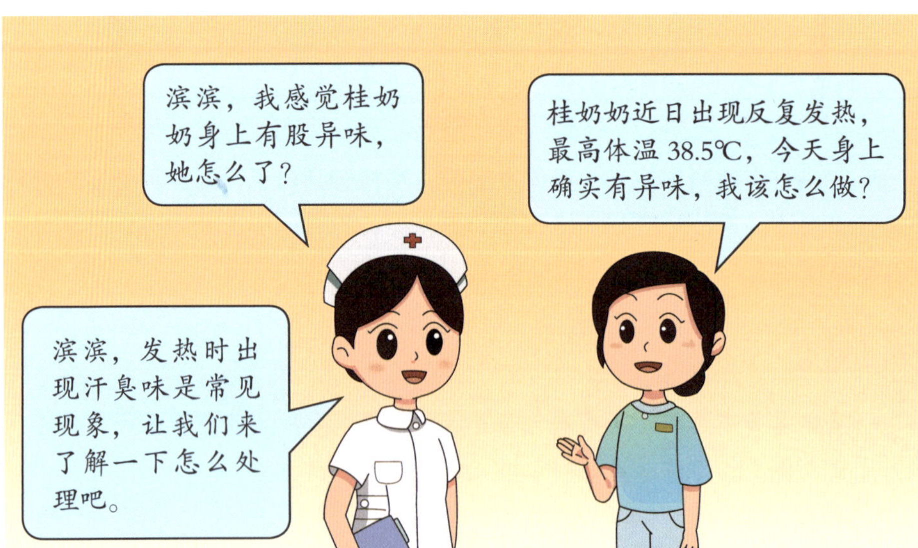
滨滨，我感觉桂奶奶身上有股异味，她怎么了？
桂奶奶近日出现反复发热，最高体温 38.5℃，今天身上确实有异味，我该怎么做？
滨滨，发热时出现汗臭味是常见现象，让我们来了解一下怎么处理吧。

一、发热期间身上异味的来由

在发热的过程中，人的体温会升高，这时人体的排汗功能也会被刺激，以维持体温的平衡。当人体通过排汗来散热时，皮肤表面的汗液会和皮肤上的细菌发生反应，产生一种臭味，就是通常所说的汗臭味。发热时出现汗臭味是常见现象，如果发现汗臭味过于刺鼻或持续时间过长，可能是因为个人卫生习惯不佳或者出现了其他疾病。

二、如何防止发热后发出难闻的异味

1. 保持环境清洁。定期清洁老年人的居住环境，尤其是常接触的表面，如桌子、门把手和卫生间。房间要定时通风，加强空气流通，更换新鲜空气。

2. 注意个人卫生。帮助老年人保持个人卫生，定期洗手，尤其是在进食前和如厕后，可以使用温水和肥皂或含乙醇的免洗洗手液；勤洗澡、勤换衣服，保持皮肤的清洁干净和舒适，避免过热或过冷。注意擦洗腋下、会阴部、手心、脚底等易出汗的部位。如果条件允许，建议使用消毒性更强的抗菌沐浴露。紧身衣物不利于汗液蒸发，尽量穿宽松且透气性好的棉质衣服。

小贴士

发热出汗时要及时擦汗、更换衣物，要特别注意预防着凉、感冒。

思考题

桂奶奶发热了，大汗淋漓，你该怎么做？

（罗熹、宁小梅、黄美红、罗小媛、黄利宾、杨夏云、卢少梅、吕建延）

第六节　居家消毒不能这样干

学习目标

（1）了解居家消毒的意义。

（2）熟悉识别居家消毒误区。

（3）掌握居家消毒的正确方式。

居家消毒不仅是维持家庭卫生的重要手段，也是保障老年人健康、提高其生活质量的有效措施。使用正确的消毒方法至关重要，医疗护理员应重视老年人的居家消毒工作，确保他们在一个安全、卫生的环境中生活。

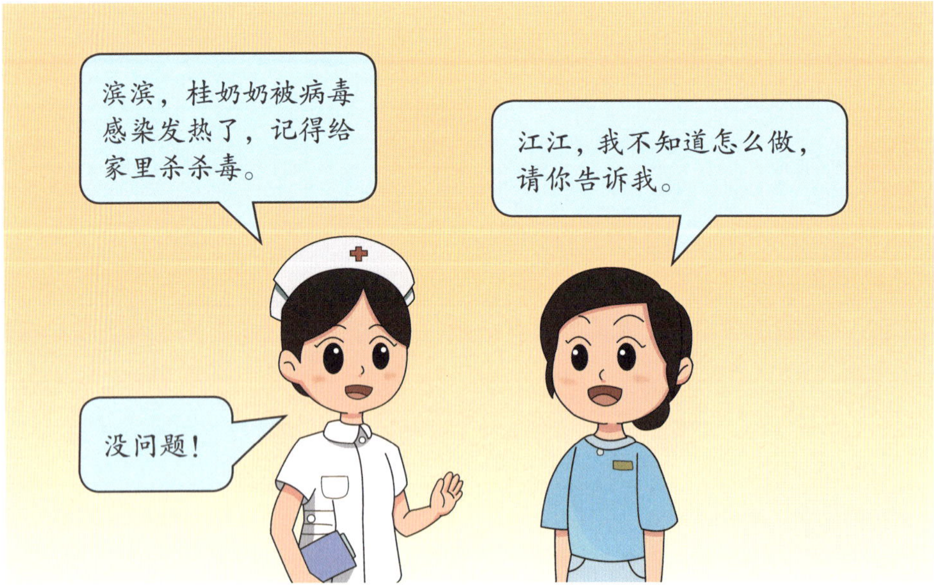
滨滨，桂奶奶被病毒感染发热了，记得给家里杀杀毒。
江江，我不知道怎么做，请你告诉我。
没问题！

一、消毒的意义

消毒是指杀死病原微生物。居家环境中有各种致病性微生物，包括细菌、真菌、立克次体、衣原体和病毒等，而老年人免疫力衰退，使得他们更容易生病，危害健康。定期进行居家消毒，能有效预防病原微生物的传播。

二、常见的错误居家消毒行为

1. 全身喷洒消毒剂，对鞋底进行消毒。

2. 用乙醇喷洒口罩进行消毒。

3. 对车轮进行消毒。

4. 在加湿器中加入消毒剂。

5. 消毒剂浓度过高或过低。消毒剂应该按照说明书或标签内容进行稀释后使用，消毒应选用 75% 浓度的乙醇。

6. 不同类型的消毒剂混合使用。84 消毒液和乙醇混合后产生的氯气会刺激并损坏呼吸道，当浓度达到 3000 毫克 / 立方米时能致人死亡。84 消毒液与洁厕灵混合，会产生有毒气体，刺激人体咽喉、呼吸道和肺部，从而引发中毒。洗衣液不宜与消毒剂混合使用。

7. 室内喷洒乙醇进行消毒。室内使用乙醇消毒时，不能采用喷洒的方式。消毒电器表面时，应先关闭电源，待电器冷却后再进行，否则可能引起爆燃。

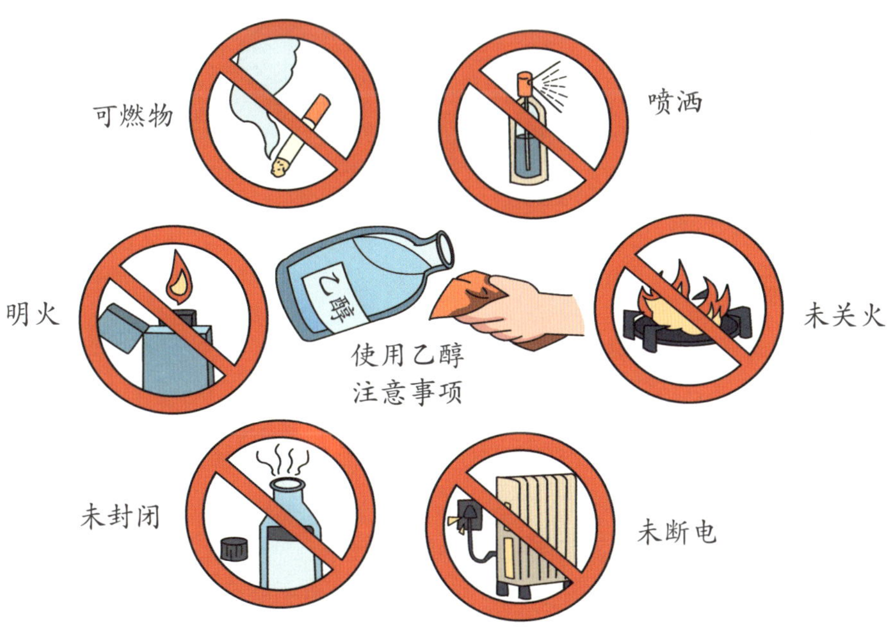

三、居家消毒的正确方式

1. 开窗通风不可少。加强空气流通也是一种消毒的方式，每日定时开窗通风至少 2 ～ 3 次，每次 20 ～ 30 分钟。家庭空气一般不需要消毒，通风不畅时可使用排风扇。

2. 家具表面要清洁。家具表面必要时采用 500 毫克 / 升的含氯消毒剂进行喷洒，30 分钟以后再用清水擦拭干净。

3. 不能忽视空调滤网。空气滤网定期清洗，用含氯消毒剂浸泡消毒后清洗晾干。

4. 注重手部卫生清洁。平时在餐前、便后、外出归来、接触宠物后，以及接触可疑污染环境后要用流动水洗手；在没有流动水的情况下，可以用免洗手消毒剂进行消毒。

由于老年人生理机能下降，免疫力衰退，在护理老年患者时应该注意卫生习惯，要勤洗手，保持环境干净整洁、空气清新，防止细菌、病毒侵害。家庭防护以清洁为主、消毒为辅，不要因为恐慌而过度消毒。

小贴士

消毒能阻挡病毒的传播，但不合理的消毒方式，不仅浪费资源，而且起不到杀菌作用，甚至可能会危害人体健康。因此，我们要科学消毒，避免过度消毒。此外，消毒剂属于易燃易爆物品，我们要学会正确储存和保管。

思考题

消毒剂是不是浓度越高消毒效果越好？乙醇用于消毒时应选什么浓度？

（罗熹、宁小梅、黄美红、罗小媛、黄利宾、杨夏云、卢少梅、吕建延）

第七节　用药后观察有讲究

学习目标

（1）了解用药后观察的重要性。

（2）熟悉老年人常见的用药不良反应。

（3）掌握老年人用药后的观察要点。

医疗护理员需要特别注意老年人发热用药后的观察，要定期测量体温，观察退烧药的效果、是否出现药物的不良反应、是否出现其他伴随症状等，了解老年人的健康状况，及时采取措施，确保老年人在发热期间的安全和舒适。

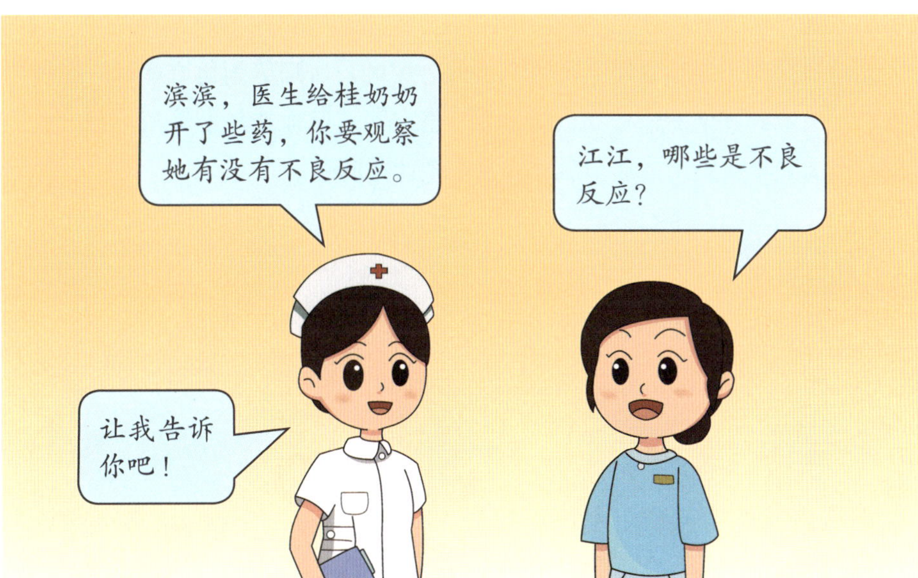
滨滨，医生给桂奶奶开了些药，你要观察她有没有不良反应。
江江，哪些是不良反应？
让我告诉你吧！

发热是生活中常见的症状之一，通常伴随着许多疾病，如感冒、肺炎等。为了缓解症状，通常需要服用一些药物，用药后观察不仅能动态评估药物疗效，还可以及时识别老年人有无病情变化。

一、用药后观察的重要性

1. 观察用药后的效果。老年人在服用退热药后体温逐渐下降，说明药物起到了作用。反之，则说明退热效果不好，要及时联系医生进一步处理。

2. 及时发现药物的不良反应。如过敏全身起红疹、频繁呕吐、睡很长时间很难喊醒、头晕站不稳、胸闷、呼吸急促、面色苍白嘴唇发紫等，医疗护理员要通过密切观察，及时发现问题并迅速寻求医疗救助。

3. 及时寻求医疗救助。医疗护理员应向医生汇报观察到的情况，让医生了解药物对老年人的实际疗效，从而做出更确切的治疗方案，使治疗效果更加理想。

二、用药后的观察要点

1. 体温变化。定期监测老年人的体温，确认退热药是否能有效降低体温，以及体温是否保持稳定。如果体温持续升高或波动较大，要寻求医疗建议，调整用药方案。

2. 药物反应。观察老年人是否有恶心、呕吐、胃痛等消化道症状，或者出现皮疹、头晕等其他不适症状。特别要注意是否有呕血或黑便等消化道出血的迹象，因为老年人服用退热药后更容易出现此类问题。

不良反应

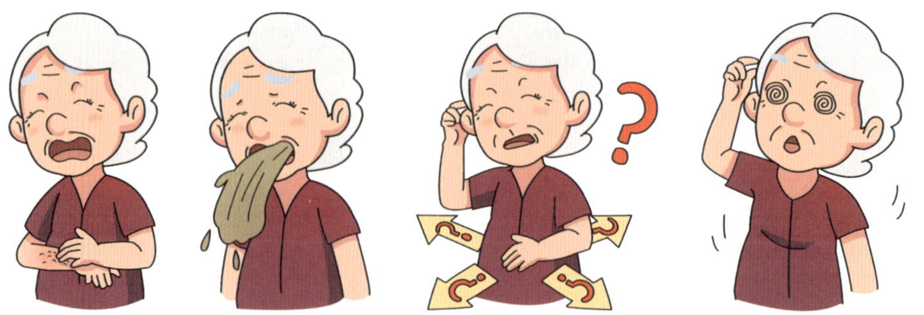

皮疹　　呕吐　　胃痛　　头晕

3. 精神状态。观察老年人是否有嗜睡、精神恍惚、意识模糊等情况。服药后出现这些情况可能是药物过量或不良反应的表现，需要及时处理。

4. 水分补充。老年人服用退热药后可能会大量出汗，因此应确保为他们充分补充水分，避免脱水。老年人应少量多次饮用温开水。

5. 基础疾病情况。老年人患有如高血压、糖尿病等其他基础疾病，应特别注意观察发热期间这些疾病的症状和检测指标（如血压、血糖值等）是否有所变化，以便及时调整治疗方案。

发热用药后观察是确保治疗效果的重要环节。医疗护理员应积极配合医生的治疗建议，认真观察患者病情变化，提醒患者及时就医复诊，与患者共同战胜疾病。

小贴士

1. 遵医嘱用药：老年人应严格按照医生的建议使用药物，不可自行增减剂量或改变用药方式。

2. 定期复诊：在用药过程中，老年人应定期复诊，向医生反馈治疗效果和不良反应情况，以便医生及时调整治疗方案。

3. 在用药降温的过程中应及时补充水分，鼓励少量多餐，以补充发热消耗。

思考题

桂奶奶发热并伴有咳嗽咳痰现象，遂自行服用布洛芬，但效果不好，体温仍反复升高，后又自行改用吲哚美辛栓塞肛。她的做法是否正确？

（罗熹、宁小梅、黄美红、罗小媛、黄利宾、杨夏云、卢少梅、吕建延）

第四章
重获自信：康复运动与护理

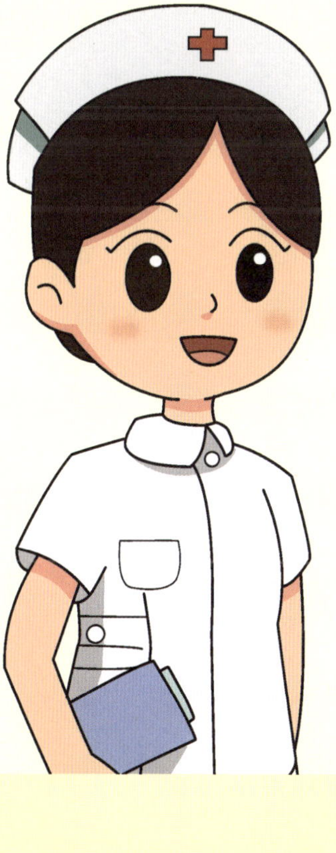

扫码获取更多资源

第一节　康复＝多按摩？不！

学习目标

（1）了解康复治疗的定义及意义。

（2）熟悉康复治疗的内容。

（3）掌握康复运动训练的指导及注意事项。

脑卒中、骨折、心脏病、慢性阻塞性肺病等老年人群高发病侵袭着老年人本就岌岌可危的身体机能，对老年人的运动、语言、认知功能造成损害，严重影响了老年人的生活质量。康复运动是一种针对各种疾病或伤害，通过运动训练、物理疗法、按摩疗法等专业治疗，促使患者恢复生理功能和身体活动能力至最佳状态，从而提高生存质量的康复方法。

康复就是做理疗、按摩吗？当然不是。患者因各种疾病导致其各个功能出现不同程度的障碍，这时他们都希望通过治疗恢复到原来的身体健康状态，但许多人因为缺乏对疾病及康复的认识，没有在最佳的时间进行康复治疗，导致肢体功能恢复效果不佳，疾病也较难治愈。

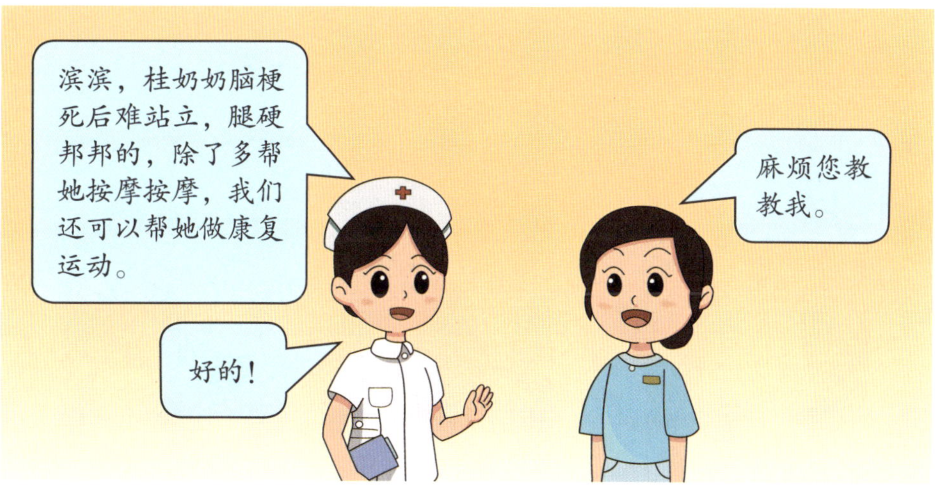

滨滨，桂奶奶脑梗死后难站立，腿硬邦邦的，除了多帮她按摩按摩，我们还可以帮她做康复运动。
好的！
麻烦您教教我。

一、康复治疗的定义

康复治疗是指通过特定的运动方式和方法，帮助患者最大程度地恢复躯体、精神和社会功能的过程。

二、康复治疗的意义

康复治疗可以加快患者的康复进程，增强患者的身体功能，提高患者的自信心和生存质量，帮助患者重新融入社会，甚至回归正常生活，实现自我价值。

三、康复治疗方法

（一）物理治疗

物理治疗是开展最早、应用最多的治疗方法，分为运动疗法和物理因子治疗。运动疗法即徒手或利用器械、患者自身力量，通过某些运动方式，使得患者获得全身或局部运动功能和感觉功能恢复的训练方法；物理因子治疗即利用电、光、磁、冷、热等因子，通过神经、体液等生理调节机制作用于人体，以达到预防和治疗疾病的效果。

1. 居家康复常用运动疗法包括简单的伸展运动、力量训练、平衡训练和有氧运动等。老年人适宜选择阻力运动。

（1）伸展运动：各个关节的牵拉（肩部、腰部、下肢），肩部和腰部的牵拉每组重复 10 次，下肢的牵拉每条腿拉伸 3 ～ 5 次。

（2）力量训练：在不导致过度疲劳的情况下，主动或被动运动主要的肌肉群，以增加肌肉力量和灵活性。

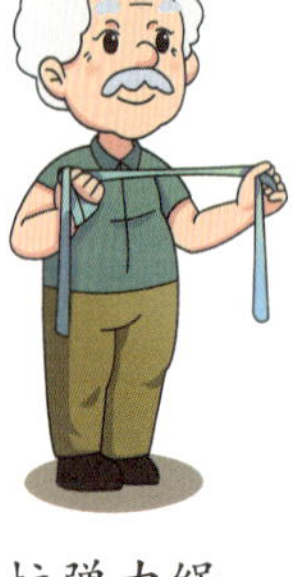

拉弹力绳

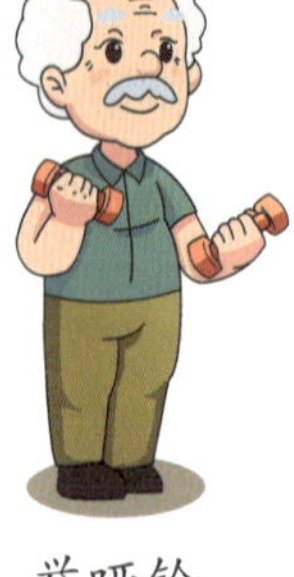

举哑铃

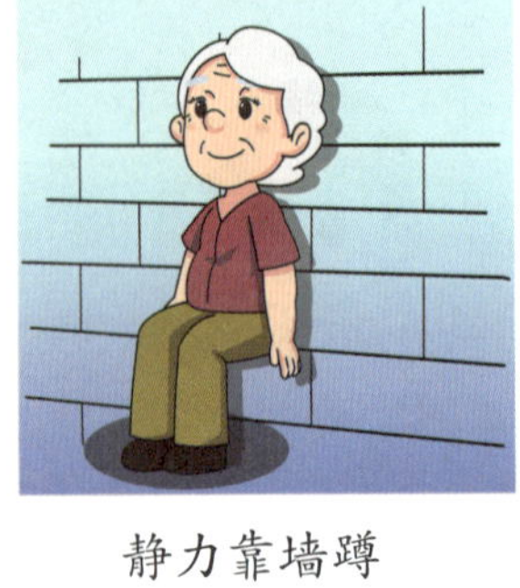

静力靠墙蹲

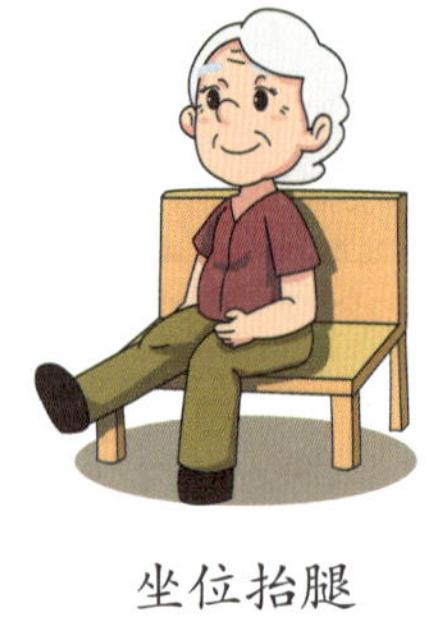

坐位抬腿

（3）平衡训练。

桥式运动：适用于偏瘫患者，训练腰背肌和提高骨盆的控制能力。

坐位平衡训练：适用于脑卒中、脊髓损伤、帕金森病、关节置换术后、前庭功能障碍及慢性阻塞性肺病患者，可增强其耐力和坐位时的稳定性。

四点跪位训练：适用于偏瘫、截瘫、共济失调和帕金森病等具有平衡功能障碍的患者。

立位平衡训练：适用于脑卒中、脊髓损伤、帕金森病、关节置换术后、前庭功能障碍及慢性阻塞性肺病患者，可增强其耐力和立位时的稳定性。

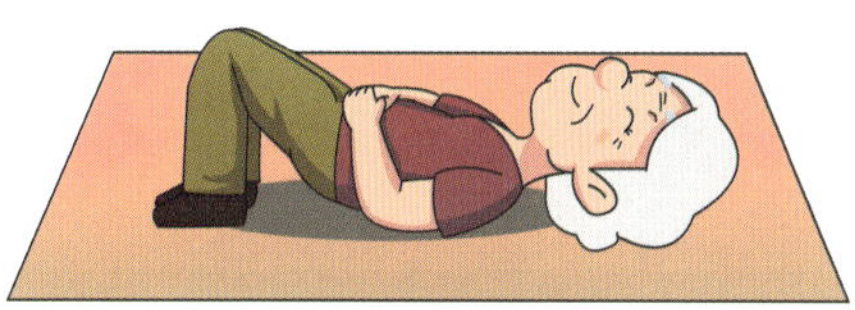

桥式运动

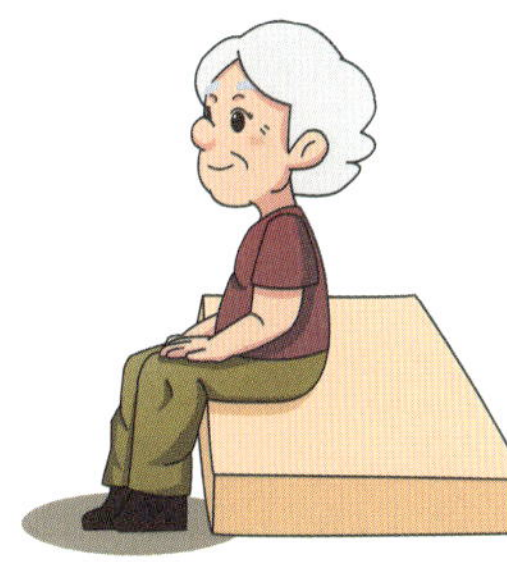

坐位平衡训练

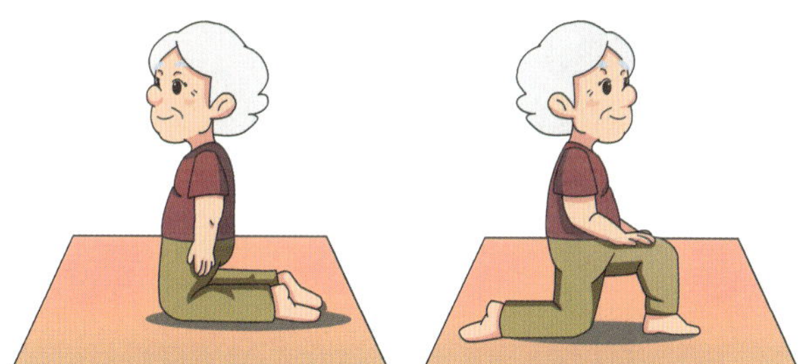

四点跪位训练

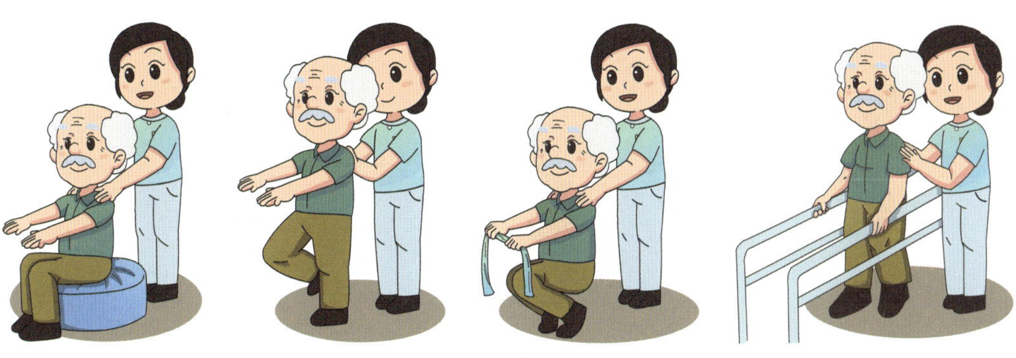

立位平衡训练

（4）有氧运动：包括慢跑、游泳、骑车、快走、太极拳、八段锦等。

2. 居家康复物理治疗中的物理因子治疗包括热疗、冷疗、光疗、电疗等多种方法。

（1）热疗：通过热敷、热水浴等方式促进血液循环、减轻肌肉疼痛。

（2）冷疗：通过冰敷、冷水浴等方式减轻炎症、肿胀，缓解疼痛。

（3）光疗：利用可见光、红外线等光源促进组织修复，减轻疼痛。

（4）电疗：通过电刺激促进神经、肌肉功能恢复。

（二）作业疗法

作业疗法是针对病伤残者的功能障碍，从日常生活活动、工作或劳动中有针对性地选取一些作业活动，对患者进行训练，以恢复患者的独立生活能力的治疗方法。

1. 功能性作业疗法：包括家务维持、食物烹饪、购物、外出活动、药物服用、财务管理、沟通交流、照顾他人等。

2. 日常生活能力训练：通过日常生活活动能力的指导训练，改善患者日常生活能力，提高其生活质量，以促进患者早日回归社会。

（1）移动训练（图中阴影侧为患侧）。

翻身：在家中尽量采用健侧翻身坐起，以提高安全性。①患者用健侧脚钩住患侧脚，然后移动双下肢到床的边缘；②接着双手交叉带动身体向健侧翻身，然后利用健侧上肢支撑身体坐起来；③当健侧手完全伸直时，身体应完全坐直。

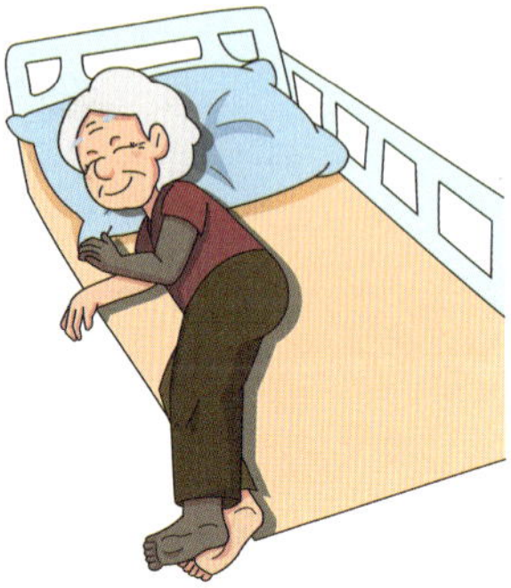

①

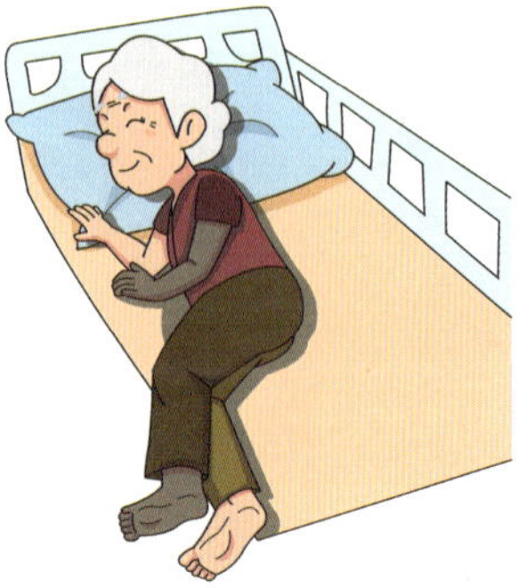

②

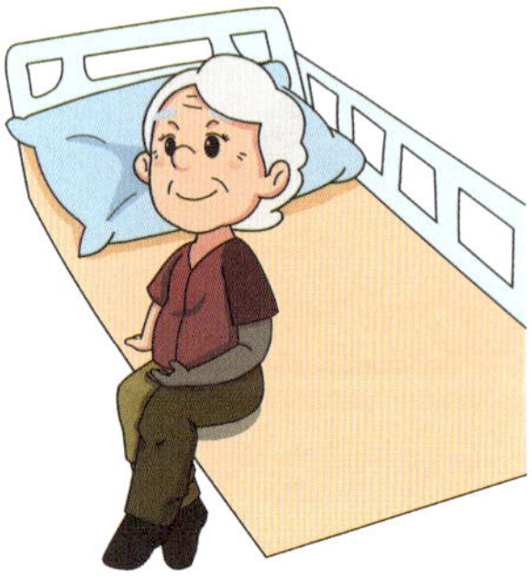

③

轮椅转移：①将轮椅放在患者的健侧，轮椅和床之间呈 45° 角。②健侧手扶着轮椅的把手站起来，等站起稳定后，手再扶轮椅另一侧把手。③以健侧的足为轴心，顺势转动身体，坐到轮椅上。

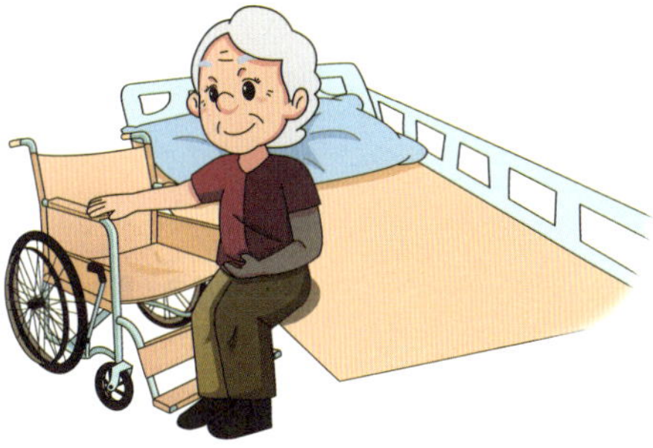

①

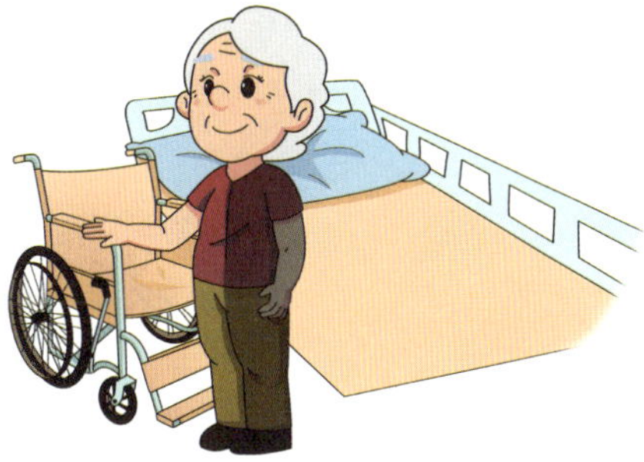

②

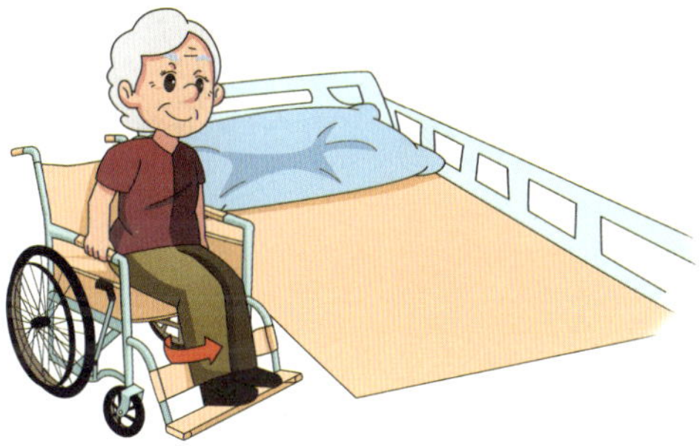

③

（2）进食训练。取半坐位或半卧位，卧床老年人取健侧在下的侧卧位。尽量让老年人自己进食，并给予适量协助（图中阴影侧为患侧）。

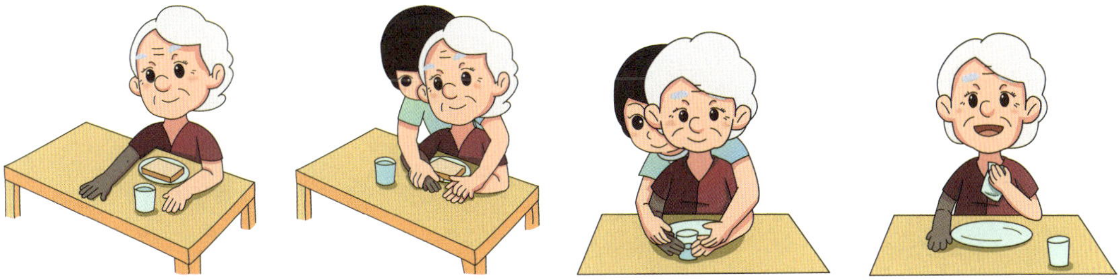

（3）穿衣、裤、鞋、袜训练。如穿裤子时，让患者坐好，将患腿放在健侧腿膝盖上，用健侧手先穿患侧裤腿，尽量上提，然后将患足着地，再用健侧手穿健侧裤腿；随后站起，将裤子提至腰部，系好腰带，整理裤子。需要注意的是，患者脱裤子时，要先脱健侧，再脱患侧。

穿衣时，主要用健侧手辅助（图中桂爷爷右手伪健侧手）。①用健侧手帮助患侧上肢套上衣袖；②用健侧手将衣服拉过来穿上；③将衣服整理一下；④穿衣结束。

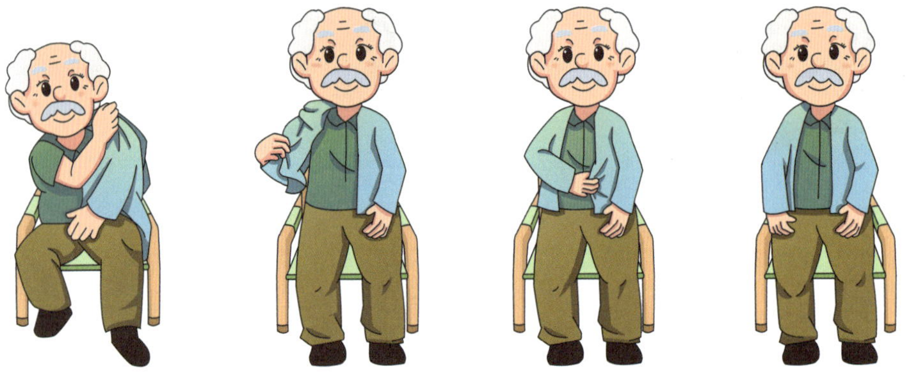

① ② ③ ④

（4）如厕训练。定时如厕，养成按时排便的习惯。

（5）洗脸、洗手、刷牙。锻炼老年人自主洗脸、洗手、刷牙。

（6）盆浴或淋浴。锻炼老年人自主盆浴或淋浴。

（7）上下楼梯训练。上楼梯时，①让患者先将拐杖支撑在健侧前方；②然后先迈出健侧腿；③再迈出患侧腿（图中阴影侧为患侧）。

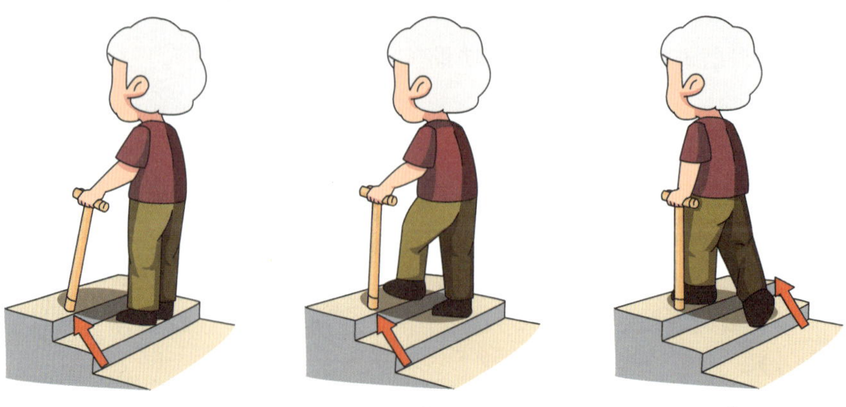

① ② ③

下楼梯时，患者同样也是①将拐杖支撑在健侧；②要先迈患侧腿；③再迈健侧腿。

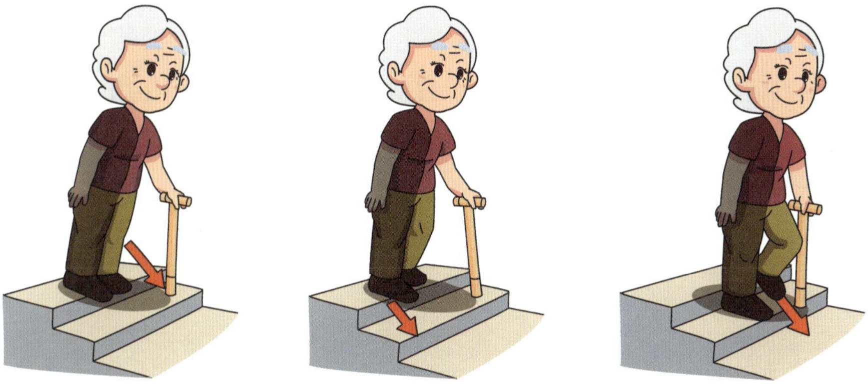

① ② ③

四、居家康复运动环境改造及辅助器具的应用

（一）居家环境适老化改造

1. 无障碍设计：安装无障碍通道，确保轮椅和助行器可以顺利通过；在门口和室内设置防滑地面，减少摔倒风险。

2. 照明改善：增加室内照明，使用明亮且柔和的灯光，尽量避免阴影；在楼梯和走廊安装感应灯，确保夜间安全。

3. 家具布局：确保家具布局合理，留出足够的空间供老年人活动；使用高度适中的家具，方便老年人坐下和起身。

4. 浴室改造：安装扶手和防滑垫，减少滑倒风险；使用坐浴椅和淋浴喷头，方便老年人洗澡。

5. 厨房安全：将常用物品放在易于拿取的位置，避免高处取物；使用防烫和防滑的厨房用具。

6. 紧急呼叫系统：安装紧急呼叫按钮，确保老年人在需要时可以快速求助。

7. 智能家居设备：考虑使用智能家居设备，如智能灯光、温控和安全监控，提升居住便利性。

（二）康复运动辅助器的应用

康复运动辅助器是增加或改善功能障碍者功能的产品、项目或设备，可用于各种因功能障碍导致躯体活动受限的情况，包括肌无力、感觉减退（视觉、本体感觉及前庭觉）、平衡能力和耐力减退。使用康复运动辅助器旨在改善活动度、提高活动参与度、培养独立性及提供一定的防跌倒保护作用，帮助患者更好地进行日常活动和移动。常见的康复运动辅助器包括手杖、拐杖、助行器、轮椅等。

1. 拐杖可帮助患者保持平衡，进行行走辅助，保障步行的安全。

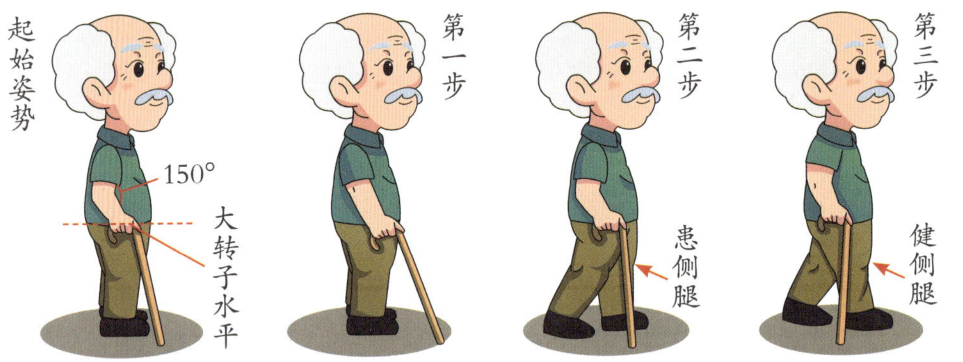

2. 助行器可协助患者保持身体平衡，恢复行走步态。

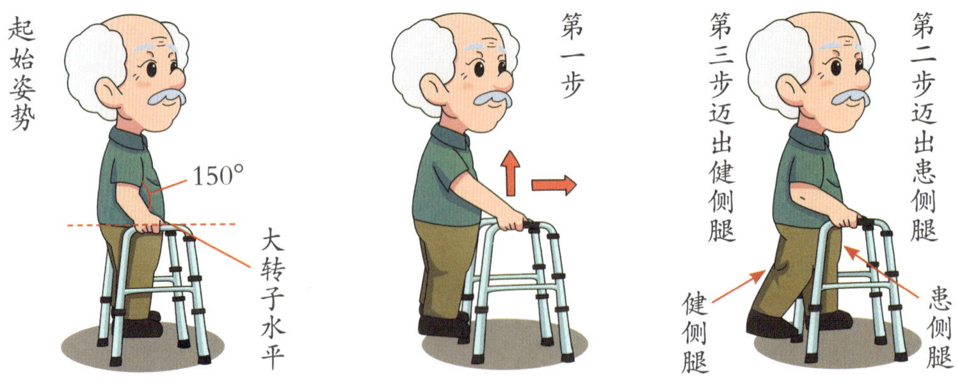

3. 助餐工具：使用经改造的勺子、筷子，方便老人把食物送入口中。固定的盘子、碗，带有吸管盖子的水杯等，可以在很大程度上帮助老年人解决用餐需求。

4. 如厕辅助具：这是一种带有便桶的座椅，可以让下肢活动障碍、行动不便的老年人如厕。

5. 洗漱辅助具：套在手指上的梳子、剃须刀，制成手套状的毛巾等，可以辅助手指功能障碍的老年人完成洗漱活动。

6. 穿戴辅助设备：可进行血糖、血压、跌倒风险等指标的动态监测。

五、康复运动训练注意事项

1. 合理规划训练计划：根据患者的具体情况，如疾病种类、病情严重程度、身体状况等因素，制定出适合的康复运动训练计划。这个计划应由专业的康复医师或理疗师进行指导和监督。

2. 坚持训练：康复运动训练需要持之以恒，不能急于求成。患者可能会在训练的过程中遇到困难，如感到疼痛、疲劳等，但要坚持下去，才能达到康复的效果。

3. 注意训练方式和强度：训练方式应以动态和静态相结合，强度应由轻到重，由少到多，避免过度训练造成身体负担过大。

4. 注意饮食和休息：康复运动训练期间，应保证充足的营养和休息，使得身体有足够的能量进行训练。

5. 积极的心态：保持积极的心态对康复运动训练非常重要。可以借助音乐、芳香等辅助方式让患者舒缓情绪，保持积极的心态，更好地应对康复运动训练中的困难，增强康复效果。家属和身边人的态度是影响患者预后的重要因素之一，因此医疗护理员需要坚持给予患者足够的耐心与支持，但不要滥用同情心（如不要说“我知道您感觉很不幸”“您真可怜”等话语），努力做一个称职的聆听者，要从患者的语调、面部表情和行为中寻找一些线索，帮助自己理解患者的表述。

小贴士

1. 康复是一个漫长的过程，医疗护理员应给予患者足够的耐心与支持，鼓励和陪伴患者，尽可能让患者独立完成自己能做的事情，不能因为动作慢，就直接帮助患者全部完成。

2. 训练需要持之以恒，其间可能会遇到困难，如感到疼痛、疲劳等，坚持下去才能达到康复的效果。训练过程中，注意防止患者跌倒。

思考题

桂奶奶因脑梗住院治疗一段时间后离院，出院时左侧肢体可稍稍抬起，但不能提重物，使用助行器可行一段路程。作为桂奶奶的医疗护理员，您觉得她回家后还需要进行康复运动训练吗？她能做哪些康复运动训练？

（薛兰芳、梁海珍、唐丽娥、黄利宾、赵先旺、张月）

第二节　偏瘫一侧上肢不可以随意牵拉

学习目标

（1）了解什么是偏瘫。

（2）熟悉偏瘫侧上肢被动活动的注意事项。

（3）掌握偏瘫侧上肢被动活动方法。

脑卒中（又名中风）是老年人最常见的致残原因之一，根据世界卫生组织的数据，65 岁以上人群的脑卒中发病率约为 1.5% ～ 2.0%。脑卒中患者往往伴有不同程度的肢体功能障碍，经过康复运动训练后，多数患者下肢可实现步行功能，但仍有部分患者遗留患侧上肢功能障碍。上肢和手功能的恢复情况直接影响患者的日常生活自理程度，如何更好地促进偏瘫患者上肢和手的功能及使用能力恢复是康复治疗中需要解决的难题。

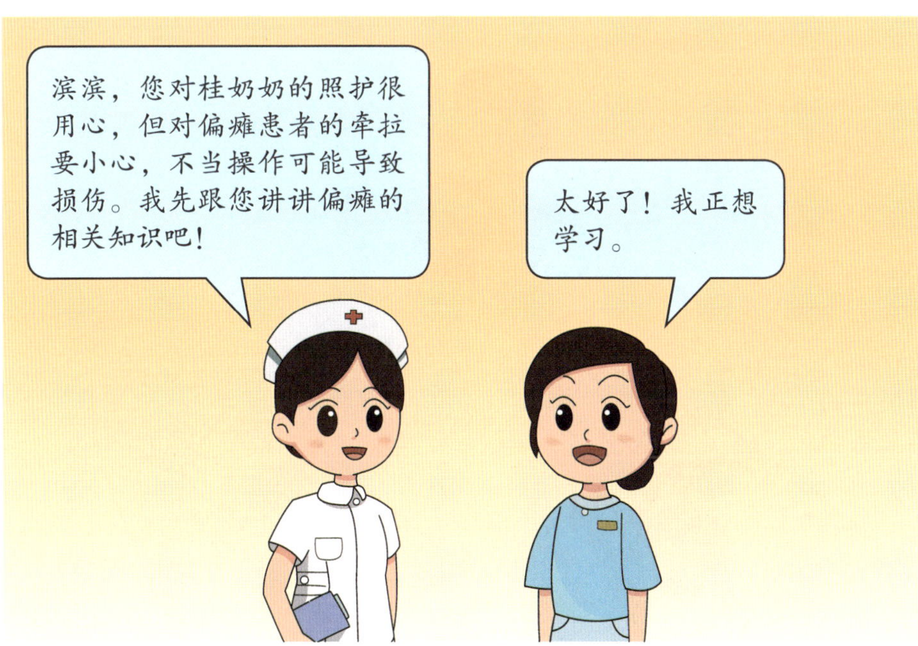
滨滨，您对桂奶奶的照护很用心，但对偏瘫患者的牵拉要小心，不当操作可能导致损伤。我先跟您讲讲偏瘫的相关知识吧！
太好了！我正想学习。

一、偏瘫的定义

偏瘫是指身体一侧的肌肉力量减弱或完全丧失的状态，通常是由脑部损伤引起的，最常见的原因是脑卒中。由于神经传导受阻或损伤，偏瘫侧上肢肌肉的控制和协调能力下降，使得一侧肢体肌力减退、活动不便或完全不能活动，照护者也不能像正常情况那样拉动患者患侧肢体。

二、偏瘫患者上肢护理知识

（一）上肢各部位的作用

1. 肩关节：可以完成上肢前屈、后伸、内收、外展及旋转等动作。
2. 上臂：一般可以起到运动和支撑的作用。
3. 肘关节：具有屈伸的作用。
4. 前臂：具有旋前、旋后的作用。
5. 腕关节：支持和稳定手掌并控制手部运动。
6. 手及指骨间关节：具有比较精细的功能，如抓、握、指等动作。

（二）偏瘫患者上肢被动运动

1. 肩关节前屈、后伸、外展、水平外展和内收、内外旋。

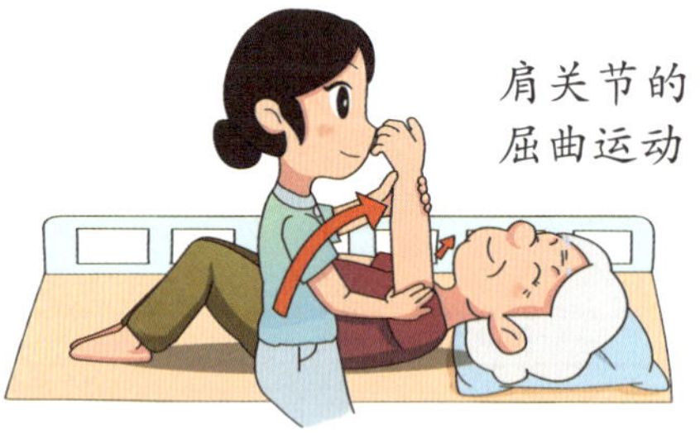

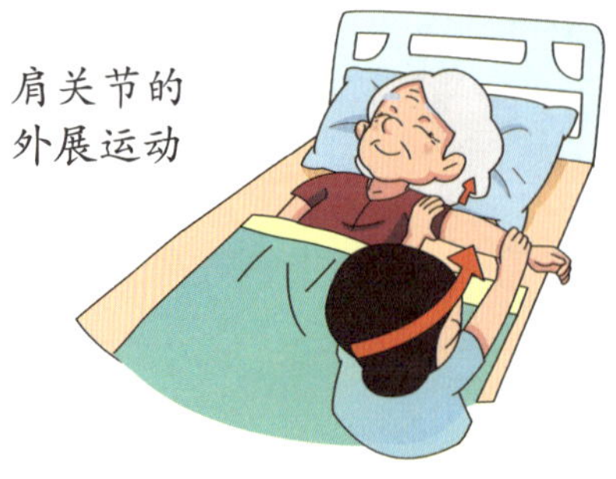

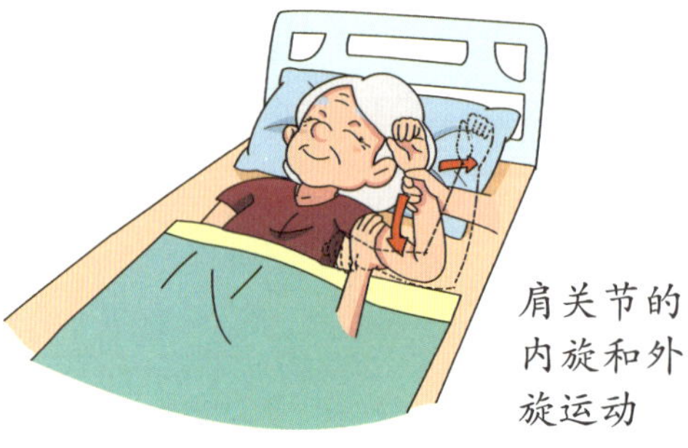

2. 腕关节屈曲和伸展。

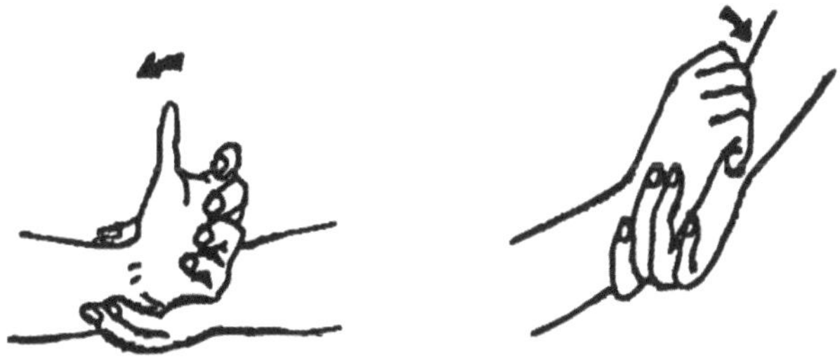

腕关节屈、伸

3. 前臂旋转。

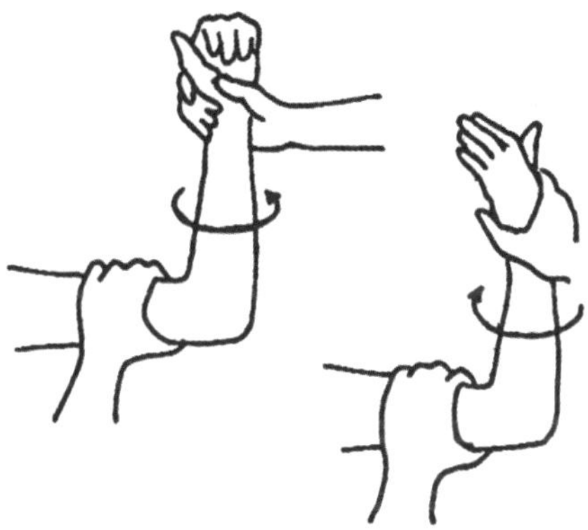

前臂的旋转运动

4. 腕关节屈曲、伸展和尺偏、桡偏。

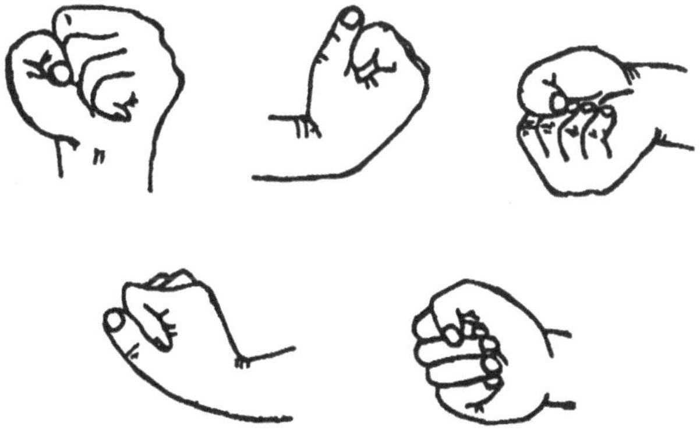

5. 指骨间关节活动。

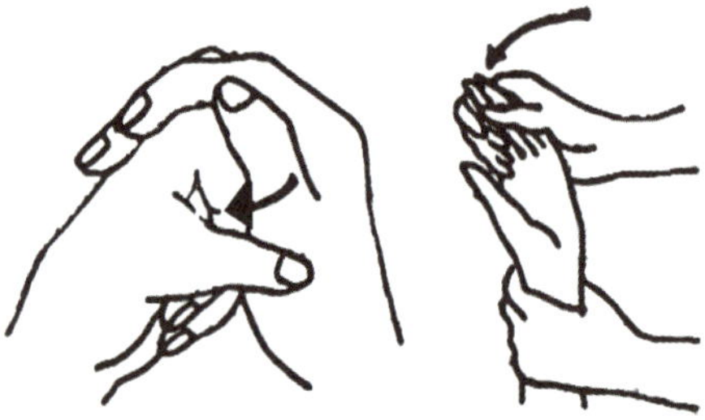

掌指关节的伸展和屈曲运动

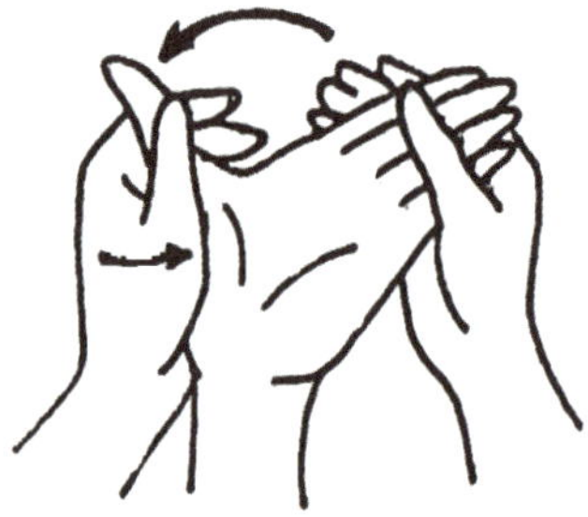

拇指的外展训练

三、注意事项

在帮助患者做关节各方向的全幅度运动时，要避免动作粗暴，活动时间和力度根据患者的耐受程度及生命体征来进行调整。

小贴士

偏瘫患者关节活动训练应尽早开始。关节活动训练取仰卧位，两侧均要进行训练，先做健侧，后做患侧；肢体关节被动运动，活动幅度由小到大，由大关节到小关节，依关节的功能确定活动方向，每个动作需缓慢，不能勉强。关节活动训练应在无痛范围内进行，并且应依患者病情确定活动范围、幅度和频率，待患者逐渐适应后再加大力度避免损伤。同时要鼓励患者，活动以不引起患者疲惫为宜。

思考题

桂奶奶脑卒中后左侧肢体偏瘫，如何帮助她进行偏瘫肢体活动？

（薛兰芳、梁海珍、唐丽娥、黄利宾、赵先旺、张月）

第三节　翻身，不能只是翻过去

学习目标

（1）了解良肢位摆放的定义及意义。

（2）熟悉良肢位摆放的时机及用物准备。

（3）掌握良肢位摆放的方法及注意事项。

因疾病或治疗的限制，患者若需长期卧床，容易出现精神萎靡、消化不良、便秘、肌肉萎缩、皮肤压力性损伤、坠积性肺炎、下肢静脉血栓等情况。因此，应定时为患者翻身改变体位，但不正确的翻身卧位姿势会诱发或加重痉挛，从而引起关节挛缩，导致患者功能障碍加重。对偏瘫患者及早且正确地进行良肢位摆放，可改善其肢体功能缺失情况，提高生存质量。

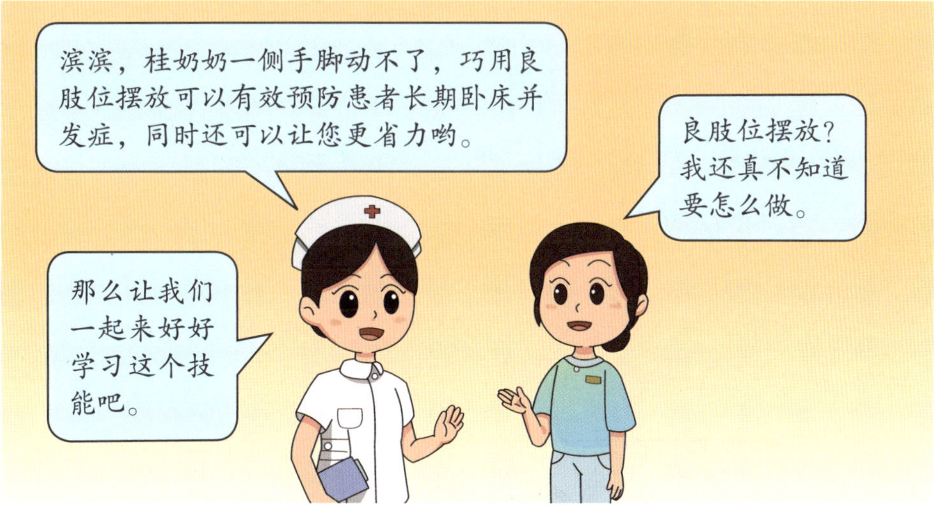
滨滨，桂奶奶一侧手脚动不了，巧用良肢位摆放可以有效预防患者长期卧床并发症，同时还可以让您更省力哟。
良肢位摆放？我还真不知道要怎么做。
那么让我们一起来好好学习这个技能吧。

一、良肢位摆放的定义

良肢位是为了保持肢体的良好功能而将其摆放在一种体位或姿势，是从治疗、护理的角度出发设计的一种临时性体位。良肢位摆放，能使患者在后期康复治疗中，患侧肢体在被动活动时疼痛感减轻，促使患者更快进入接受康复治疗的角色中，让肢体尽快康复。

二、良肢位摆放的目的

1. 促进运动功能恢复。

2. 早期良肢位摆放可为后期康复治疗打下良好的基础，不同程度地降低患者致残率，提高患者的生存质量。

3. 早期良肢位的摆放，能有效预防废用综合征的发生。

4. 可有效预防足内翻、肩关节半脱位等。

三、需要进行良肢位摆放的患者

偏瘫患者及长期卧床的患者。

四、良肢位摆放的时机

患者的生命体征稳定，神经系统症状和体征 48 小时内无加重，即可进行良肢位摆放。

五、良肢位摆放需要的工具

枕头、量角器、楔形枕、床上用桌、轮椅、踝－足矫形器。

六、良肢位摆放的方法

1. 患侧卧位（图中阴影为患侧）。

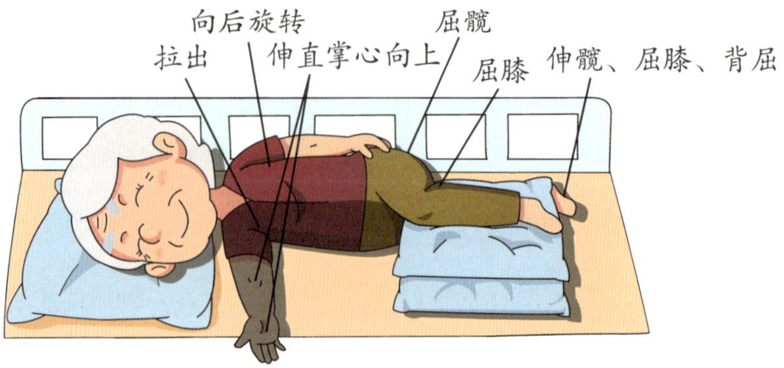

2. 仰卧位（图中阴影侧为患侧）。

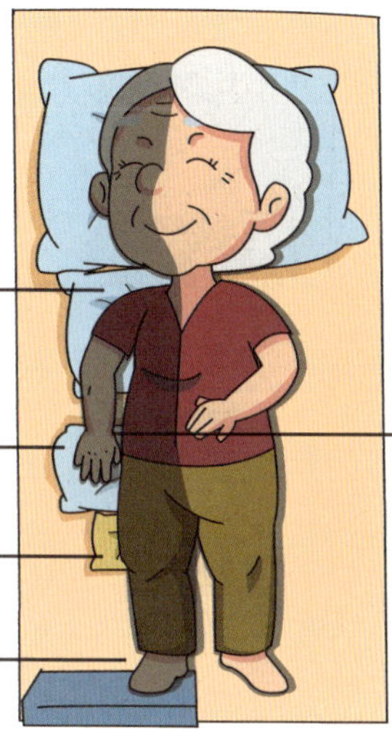
肩胛骨下垫一软枕，
患侧肩部尽量向前伸
髋部下垫一软枕
膝关节弯曲，
膝下垫小枕
足保持中立位
肘关节、腕关节伸
展，前臂旋前，掌
心向下（或前臂旋
后，掌心向上）

3. 健侧卧位（图中阴影侧为患侧，健肢在下）。

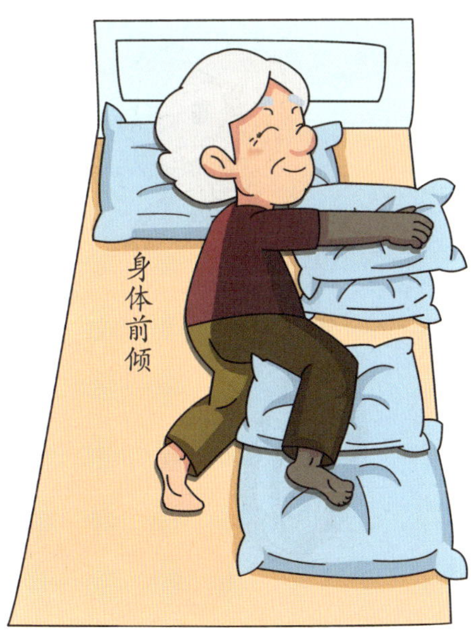
头颈部：枕于舒适位
上肢：患侧充分前伸（枕头支撑），肩屈曲 90°～100°，肘关节、腕关节、手指伸展，掌心向下，健侧上肢自然放置
下肢：患侧髋、膝屈曲，呈向前迈步状态（枕头支撑），健侧下肢自然放置
身体前倾

4. 床上坐位（图中阴影侧为患侧）。

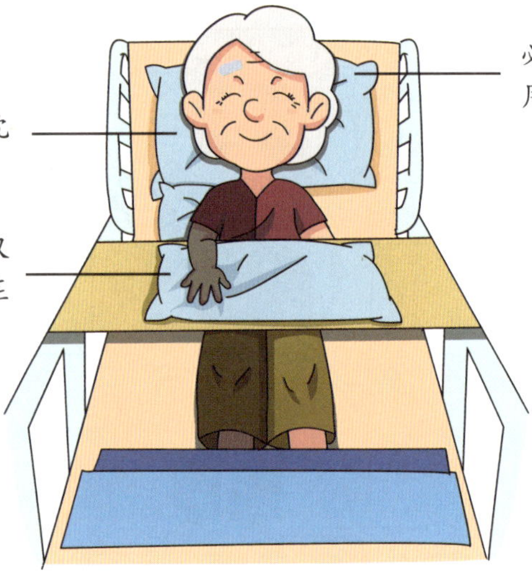
患侧肩下垫一软枕
床上放置小桌，桌上置枕头，双上肢前伸放置在桌上的枕头上
必要时头部用枕头支撑

5. 轮椅坐位（图中阴影侧为患侧）。

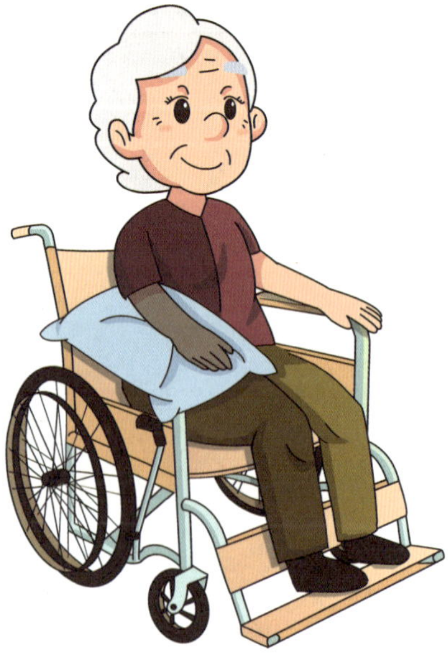
枕头放于患肢下
患侧肩膀往前伸
手肘保持放松并伸直
确保患者坐于两股及紧靠椅背
注意：
身体保持挺直
不可倾侧
双足放于脚踏之上
保持足踝平放

七、良肢位摆放的注意事项

1. 不能拖拉硬拽患侧肢体，尤其是肩关节，减少肩关节半脱位发生的概率。

2. 室内温度以 22 ～ 24℃为宜，低温易使肌张力增高。

3. 为了防止关节挛缩影响患者的运动功能，良肢位的摆放需 1 小时或 2 小时变换体位。

4. 患者卧床时身体应与床边平行，患侧腕关节及手指应充分打开放松，不用手抓握物品。

5. 注意保护踝关节，可用软枕保持踝关节中立位，足底不要放置任何东西。

6. 无论采取哪种卧位，都应以防止或对抗痉挛模式为前提，功能位摆放到位。

7. 枕头的大小硬度适宜，规格统一，避免被褥过紧。

小贴士

1. 良肢位的摆放必须定时更换体位，一般 1 小时或 2 小时更换一次，摆放时动作应轻柔，切勿拉拽，避免引起患者疼痛，甚至对患者造成损伤。

2. 有管道（胃管、尿管、深静脉导管、气管等）的患者，变换体位时应注意各种管道固定在位，避免受牵拉或受压打折等。观察是否有肩痛、肢体肿胀、肢体异常或畸形等。

思考题

桂奶奶因脑卒中入院，现生命体征平稳，但左侧肢体偏瘫，需要您帮助翻身，您会怎么帮助她？

（薛兰芳、梁海珍、唐丽娥、黄利宾、赵先旺、张月）

第四节　科学康复，提高生活自理能力

学习目标

（1）了解活动的意义。

（2）熟悉活动的类型。

（3）掌握活动的注意事项及不同类型老年人活动指导。

老人经常躺在床上不活动，可能会引起心肺功能降低、静脉血栓形成及便秘，也容易出现失用性骨质疏松或病理性骨折等情况。康复过程中，医生都会要求患者多活动，但许多人的活动方式局限于捏揉肌肉。真正的“活动”应该是活动关节，包括关节的内收、外展、旋转、环转等。对于老年人而言，疾病往往成为限制其活动能力的主要因素之一。特别是长期卧床不起的患者，缺乏必要的活动会导致失用性萎缩、压力性损伤等并发症。因此，必须帮助患病老年人进行活动，以维持和增强其日常生活自理能力，从而提高其生存质量。

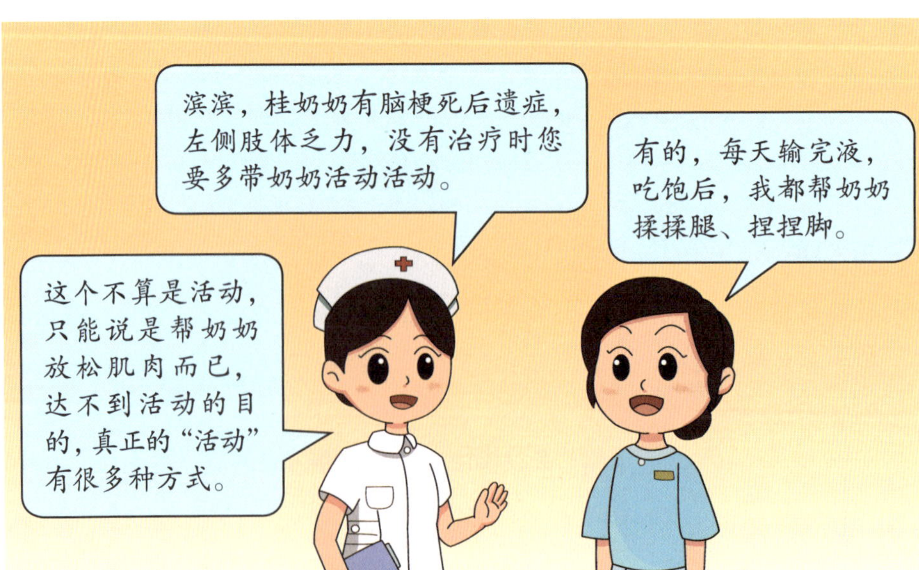
滨滨，桂奶奶有脑梗死后遗症，左侧肢体乏力，没有治疗时您要多带奶奶活动活动。
有的，每天输完液，吃饱后，我都帮奶奶揉揉腿、捏捏脚。
这个不算是活动，只能说是帮奶奶放松肌肉而已，达不到活动的目的，真正的“活动”有很多种方式。

一、活动对老年人的重要性

1. 有助于休息和睡眠。

2. 可有效预防和延缓心血管疾病的发生和发展。

3. 改善肺功能。

4. 改善肝肾功能，有利于食物的消化和吸收，预防便秘。

5. 预防和减少老年性关节炎的发生，增加肌肉活动的耐力和灵活性。

6. 提高对疾病的抵抗力，调动积极情绪。

二、老年人活动的种类

1. 日常活动（生活基本活动）。

2. 家务活动（生活基本活动）。

3. 职业活动（实现自身价值的有益活动）。

4. 娱乐活动（促进身心健康的活动）。

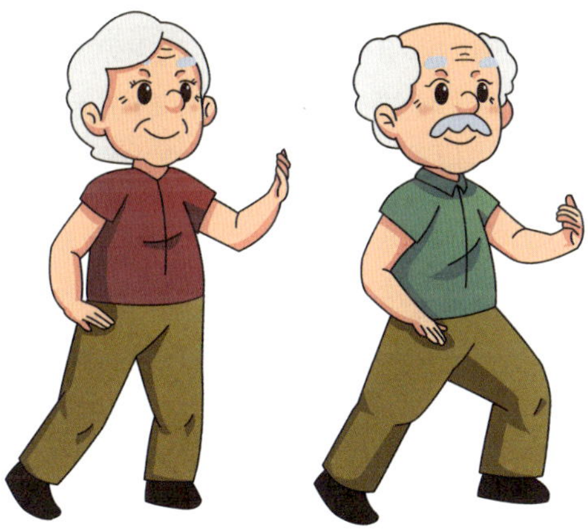

三、老年人参加活动的注意事项

1. 安全：活动时避免有危险的项目和动作，活动强度及幅度不能太大，动作应简单舒适。

2. 全面：活动项目多样化，能活动到全身关节、肌肉及身体多个部位。

3. 循序渐进：运动量由小到大，动作由简单到复杂。

4. 持之以恒：每天 1 次或 2 次，每次半小时，一天不超过 2 小时，每周不少于 3 次；运动时间为早上起床后及 17:00—20:00 为宜。活动要坚持数周、数月、数年，取得疗效后仍需继续坚持锻炼。

5. 运动场所尽可能选择空气清新的公园、操场等地点。

6. 加强自我保护：活动时量力而行，以微微出汗、自我感觉舒适为宜，防止因过劳诱发疾病，出现胸痛、呼吸困难、急性疾病、精神受刺激时应立即停止活动。

四、老年人的活动指导

1. 瘫痪老年人。长期卧床的偏瘫老年人可进行偏瘫侧肢体的关节活动（见本章第二节）及良肢位的摆放（见本章第三节），指导及帮助偏瘫的老年人借助辅助器及健侧肢体来协助偏瘫的一侧肢体完成一些日常活动，包括但不限于如厕、衣物的穿脱、上下楼梯以及床椅之间的转移等（见本章第一节）。

2. 为治疗而采取制动状态的老年人。医疗护理员要为处于制动状态的老年人做肢体被动运动和按摩。

3. 不愿意甚至害怕活动的老年人。医疗护理员要鼓励自行活动的老年人与其他老年人一起在医院走廊上慢慢走动、活动上肢关节，鼓励他们参加社交。

4. 患阿尔茨海默病的老年人。医疗护理员可指导患阿尔茨海默病的老年人穿衣并与其聊天。

小贴士

老年人活动时应注意安全，防止跌倒，饭后不宜马上活动。活动时量力而行，以微微出汗、自我感觉舒适为宜，防止过劳。活动时若出现胸闷、胸痛、心慌、呼吸困难等不适症状，应立即停止活动，原地休息，并拨打 120 急救电话。

思考题

桂奶奶 70 岁，身体健康，平常可自由行动，她活动的种类有哪些？

（薛兰芳、梁海珍、唐丽娥、黄利宾、赵先旺、张月）

第五章
皮肤护理：
“不老的秘密”

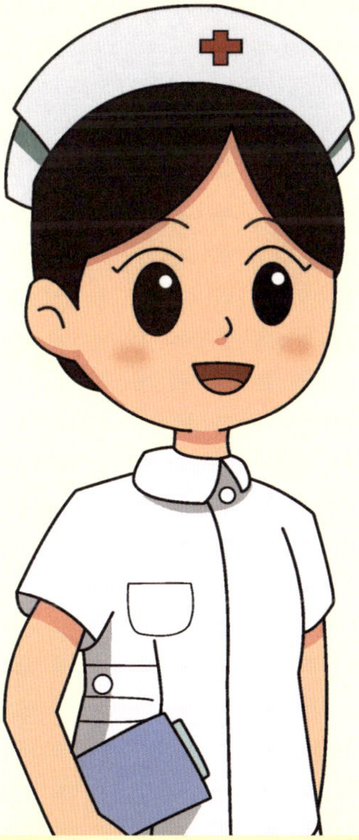

扫码获取更多资源

第一节 皮肤护理，人体第一道防线

学习目标

（1）了解皮肤的结构、功能。

（2）熟悉老年人常见皮肤问题。

（3）掌握老年人常见皮肤护理方法。

人体皮肤具有保护、排泄、调节体温和感受外界刺激的作用。保持患者皮肤的完整和清洁不仅可以降低感染的风险，维护皮肤健康，提高患者舒适度，降低压力性损伤、失禁性皮炎等皮肤并发症的发生率，同时也有助于维护患者的自尊和自信，减轻其因疾病带来的心理压力。

人体的皮肤覆盖在人体表面，直接同外界环境接触，是人体的第一道防线，一旦皮肤完整性受损，这些作用将大打折扣，很多健康问题也就随之而来。特别是对于老年人来说，破了一块皮往往不只是一个小伤口的问题。

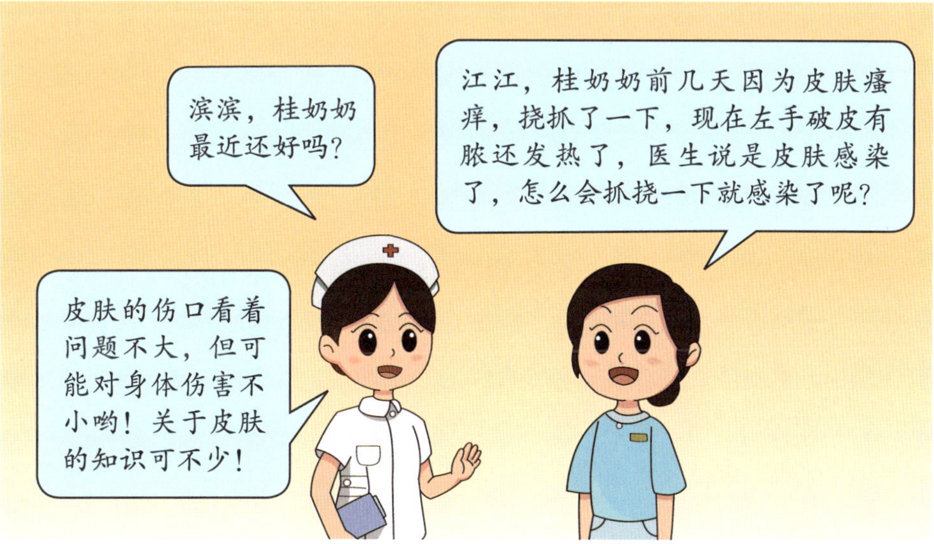
滨滨，桂奶奶最近还好吗？
江江，桂奶奶前几天因为皮肤瘙痒，挠抓了一下，现在左手破皮有脓还发热了，医生说是皮肤感染了，怎么会抓挠一下就感染了呢？
皮肤的伤口看着问题不大，但可能对身体伤害不小哟！关于皮肤的知识可不少！

一、皮肤的结构

皮肤是人体最大的器官，由多层结构组成，主要包括以下几个部分：

1. 表皮：这是皮肤的最外层，主要功能是保护身体免受外界环境侵害，如摩擦、紫外线、细菌等。它还可以通过出汗和分泌油脂来调节体温。

2. 真皮：位于表皮下方，主要功能是支持皮肤结构并维持皮肤的弹性。随着年龄的增长，真皮会逐渐失去弹性，导致皮肤松弛和皱纹的出现。

3. 皮下组织：位于真皮下方，主要功能是储存能量，提供缓冲作用，并保持皮肤的温暖。

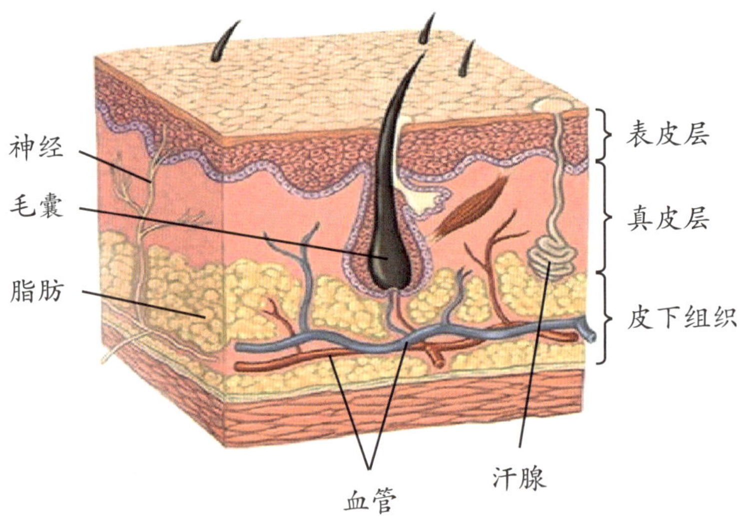

二、皮肤的功能

皮肤作为人体最大的器官，覆盖在人体的表面，被视为保护人体的第一道防线。完整的皮肤能够防止细菌、病毒和其他潜在污染物的侵害。皮肤一旦完整性受损，就不能有效地阻止水分丢失，变得干燥、粗糙、脱屑，有时伴有瘙痒，甚至皲裂。同时，皮肤防御外界各种刺激及微生物入侵的功能也会下降，容易继发病毒、细菌及真菌的感染。尤其是免疫力低下的老年人，轻微的破皮就可能引起感染。

三、老年人常见的皮肤问题

1. 皮肤干燥：随着年龄的增长，老年人的皮肤保湿能力减弱，油脂分泌减少，容易出现皮肤干燥和瘙痒，弹性变差、易破。

2. 老年斑：皮肤上出现黄褐色斑点，常见于面部、手背和颈部。

3. 老年性血管瘤：皮肤上出现小红点，随着年龄增大而增多。

4. 老年疣：多发生在面部、手背等部位，表面粗糙呈乳头样。

5. 老年性紫癜：皮肤上出现青紫色斑片，按压不褪色。

6. 皮肤瘙痒：老年皮肤瘙痒可能由多个因素引起，如皮肤干燥、血液循环不良、内分泌疾病等。

7. 皮肤松弛和皱纹：由于年龄增长，皮下胶原蛋白、弹力纤维减少，会导致皮肤松弛、弹性下降，出现过多皱纹。

四、老年人常见皮肤问题的预防与护理

1. 皮肤干燥的护理：主要是保持皮肤清洁，使用温和的洗浴用品，如清水或皮肤清洗剂，避免使用刺激性强的化妆品，适当使用保湿霜。

2. 老年斑的护理：一般不需要特殊处理，但如果患者出现不适或症状加重，应及时就医。

3. 老年性血管瘤的护理：一般不需要治疗，如果患者出现不适或症状加重，应及时就医。

4. 老年疣的护理：可以局部治疗，但一般不需要特殊处理。

5. 老年性紫癜的护理：可通过给患者服用维生素 C 等药物来改善，但切不可擅自服药，应遵医嘱用药。

6. 皮肤瘙痒的护理：可以给患者涂抹保湿霜，同时报告医生、护士进行评估处理。

7. 皮肤松弛和皱纹的护理：这是正常的生理现象，平时可以给老年人适当多吃富含胶原蛋白的食物，如猪蹄、鱼皮等，对改善皮肤松弛问题有一定帮助。

小贴士

皮肤作为人体最大的器官，应该保持其完整性，否则容易出现各种皮肤受损后的并发症，如皮肤干燥、脱屑、瘙痒、皲裂，甚至出现皮肤感染等问题。医疗护理员应该了解老年人常见皮肤问题，加强预防和护理，保护好老年人身体的第一道防线。

思考题

桂奶奶是尿毒症患者，1 周前因皮肤瘙痒挠抓皮肤，目前左上肢皮肤有一伤口，表面破溃，伴少许淡黄色脓液，自测体温 38℃。您认为桂奶奶皮肤发生了什么？应该怎么处理？

（翟婉春、莫雪琼、黄利宾、梁树柳）

第二节 臀下垫气垫圈，小心适得其反

学习目标

（1）了解压力性损伤的概念。

（2）熟悉压力性损伤高危因素。

（3）掌握压力性损伤预防措施。

老年人压力性损伤（通常称为褥疮）是一种由于持续的压力、摩擦或剪切力导致的皮肤和软组织损伤。老年人压力性损伤是可防可控的，通过采取适当的预防措施和管理策略，可以显著降低压力性损伤的发生率。

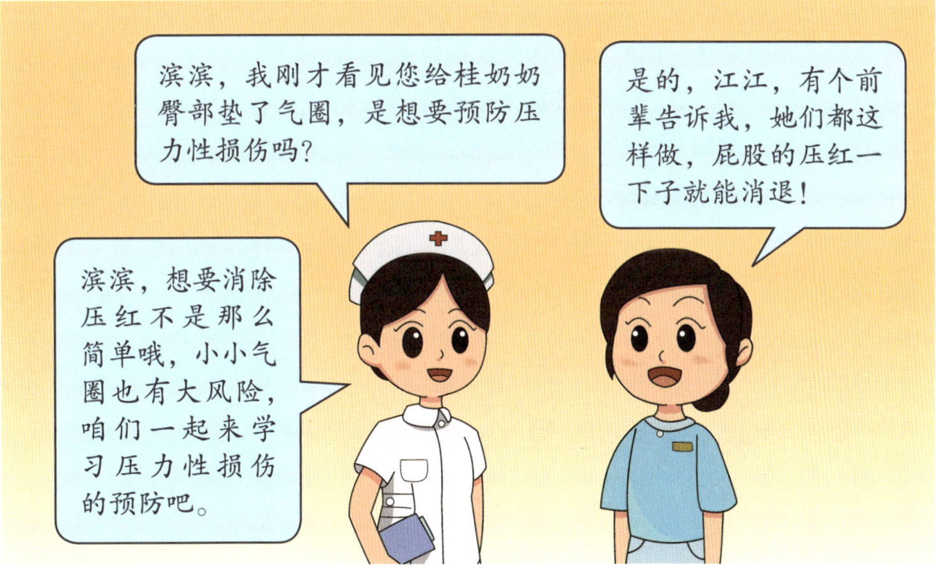
滨滨，我刚才看见您给桂奶奶臀部垫了气圈，是想要预防压力性损伤吗？
是的，江江，有个前辈告诉我，她们都这样做，屁股的压红一下子就能消退！
滨滨，想要消除压红不是那么简单哦，小小气圈也有大风险，咱们一起来学习压力性损伤的预防吧。

一、压力性损伤为什么不能垫气圈？

压力性损伤，主要是由于强烈和（或）长期存在的压力或压力联合剪切力导致骨突处、医疗或其他器械下的皮肤和（或）软组织的局限性损伤。源头上首要减轻压力和剪切力。

臀下垫气垫圈虽然能够将臀部抬高，避免臀部受压，但是由于气垫圈是环状的且比较小，跟它接触的皮肤会承受更大的压力，导致接触气垫圈的皮肤更容易出现压力性损伤，所以臀下垫气垫圈不但不能避免压力性损伤，反而有可能导致新的压力性损伤。

二、压力性损伤的高危因素

1. 体质虚弱者或高龄老人：此类人群血液循环功能较差、皮肤弹性降低，当局部皮肤遭受长期压迫时，容易发生压力性损伤。

2. 肥胖老人：身体肥胖或超重者，局部压力增加，容易发生压力性损伤。

3. 水肿患者：这类患者的皮肤长时间受到压迫会凹陷，容易发生压力性损伤。

4. 长期卧床者：这类患者长时间保持同一姿势，皮肤受到压迫，影响血液循环，容易发生压力性损伤。

5. 活动能力与感受能力下降者：如脊髓损伤昏迷及骨折等患者，由于活动受限和感受能力下降，皮肤弹性较差，容易发生压力性损伤。

6. 大小便失禁者：大小便失禁会导致皮肤长时间接触尿液或粪便，增加皮肤的湿度，从而削弱皮肤的屏障功能，使其更容易受到损伤。失禁可能导致患者在坐或躺时，皮肤与床单或椅子之间的摩擦增加，尤其是在身体活动受限的情况下。这种摩擦和持续的压力会导致局部血液循环不良，从而增加压力性损伤的风险。

三、压力性损伤预防措施

1. 保持皮肤的干净与整洁：每日给患者温水擦浴或洗澡，勤换衣物，保持皮肤的干净与整洁。

2. 翻身：根据患者的具体病情、皮肤耐受度、移动能力和所用床垫的特征来决定翻身的频率，一般 1 ～ 2 小时翻身 1 次；对于水肿、出汗、极度消瘦的患者，需要半个小时到 1 个小时翻身 1 次。翻身时应该抬起患者的身体，不能拖、拉、拽，最好能使用翻身垫。

3. 使用减压床垫：使用气垫床可以使患者跟床铺的接触面增大，分散压力，防止发生压力性损伤。不建议直接垫海绵垫，如果要垫，可以使用水垫垫在臀下等受压严重的部位。

4. 加强营养：患者应该加强优质蛋白质摄入，如进食各种肉类、蛋类和奶类；尽量经口喂食，进食困难的患者可以通过胃管或空肠管鼻饲。

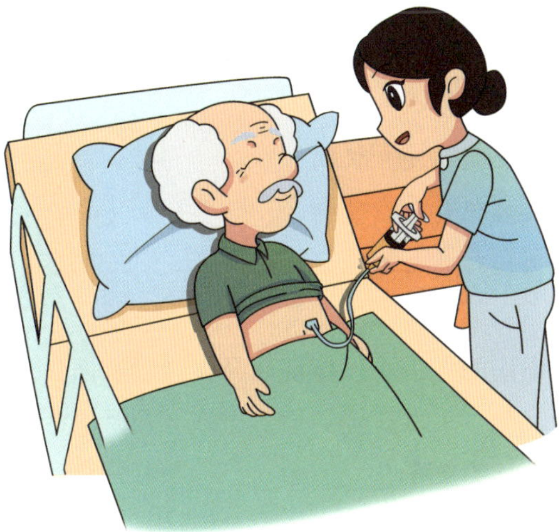

压力性损伤是可以预防的，要有针对性地实施各种措施，包括正确清洁皮肤、翻身、喂食等，能一定程度减少压力性损伤的发生。

小贴士

1. 医疗护理员须识别出容易发生压力性损伤的患者。

2. 预防压力性损伤，最根本的方法是保持皮肤干净整洁、勤翻身、正确翻身、使用气垫床等，同时保证营养的摄入。

思考题

桂奶奶，因脑梗死卧床 2 月余，左侧肢体偏瘫，不能自主翻身，现骶尾部皮肤有压红，指压后，皮肤发红不能消除，翻身后不能缓解，但皮肤尚完整。作为桂奶奶的医疗护理员您应该做些什么？

（翟婉春、莫雪琼、黄利宾、梁树柳）

第三节　皮肤破损，爽身粉不是万能药

学习目标

（1）了解压力性损伤发生机制。

（2）熟悉压力性损伤各期特点。

（3）掌握压力性损伤各期的护理要点。

老年人压力性损伤的危害不仅体现在身体健康方面，还涉及心理、社交和经济等多个层面。因此，采取正确的预防措施、及时治疗压力性损伤，对于提高老年人的生活质量至关重要。

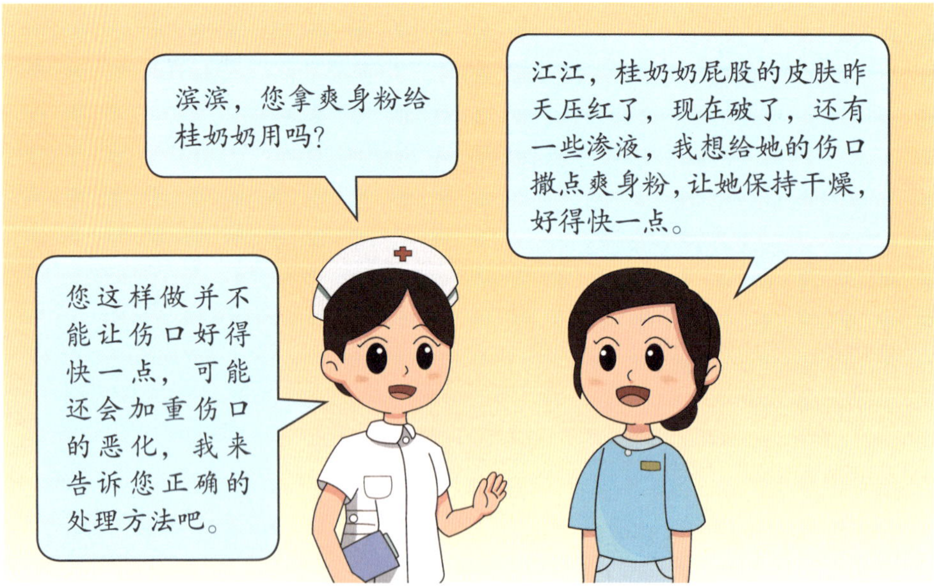
滨滨，您拿爽身粉给桂奶奶用吗？
江江，桂奶奶屁股的皮肤昨天压红了，现在破了，还有一些渗液，我想给她的伤口撒点爽身粉，让她保持干燥，好得快一点。
您这样做并不能让伤口好得快一点，可能还会加重伤口的恶化，我来告诉您正确的处理方法吧。

一、压破的皮肤为什么不能涂爽身粉？

压力性损伤，主要是由于强烈和（或）长期存在的压力或压力联合剪切力导致骨突处、医疗或其他器械下的皮肤和（或）软组织的局限性损伤，它的产生和发展是一个渐进的过程，如果在早期没有识别出来并加以干预，后面将会越来越严重。因此，正确认识压力性损伤的特点和熟知处理措施，对于预防或护理压力性损伤很重要。

爽身粉主要成分是滑石粉，主要作用是吸汗、散热、干燥、防痱、止痒等，不能促进伤口恢复，也不能阻止刺激物的继续侵蚀，且吸水后形成的颗粒会增加对皮肤的刺激，因此并不适合用在发生压力性损伤的皮肤上面。

二、压力性损伤的分期和表现

压力性损伤分为四期和两个特殊分期。一期表现为皮肤发红，皮肤完整，指压皮肤 3 秒皮肤不褪色；二期表现为部分皮层缺失，伤口很表浅，呈粉色或红色，也可表现为水泡；三期表现为整片皮肤缺失，可见皮下脂肪、肉芽组织，也可以看到腐肉，但是不能看到肌肉、肌腱、骨骼、筋膜等组织；四期是三期的加重期，能看到肌肉、肌腱、骨骼及筋膜。两个特殊分期：深部组织损伤表现为深红色或紫色伤口或血泡；不可分期压力性损伤表现为全层皮肤和组织缺失，伤口表面被腐肉和（或）焦痂掩盖，不能确认组织缺失到哪一层。

三、如何帮助患者处理压力性损伤？

1. 当患者出现一期压力性损伤时，医疗护理员可以在医护指导下帮助涂抹液体敷料（一种新型敷料），给压力性损伤部位按摩，注意手法要轻柔，要勤翻身，不能再让压力性损伤部位继续受压。

2. 当患者出现二期及以上的压力性损伤（如皮肤有水疱、血疱或者已破损）时，医疗护理员不能自行处理，需由专业的医生护士介入处理。

四、若患者的压力性损伤已经使用敷料，该怎么办？

1. 配合护士向患者解释敷料可以覆盖住伤口，能够防止细菌入侵，还能够吸收渗液等，通过有效的沟通，减少患者因自身行为导致的敷料脱落。

2. 对于意识不清、躁动不安的患者，采取适当的约束措施，避免患者意外撕脱敷料。

3. 在给患者擦洗时注意做好防护，不要弄湿敷料，给患者翻身、移动、活动时，避免牵拉、拖拽导致敷料受摩擦而卷边。

4. 配合护士定期观察敷料固定及渗湿的情况。当患者出现下列情况时，需及时报告医生护士：敷料有污染、卷边、松散、潮湿或脱落时；敷料渗血、渗液超过 2/3 时；患者诉伤口热、痛或其他不适时。

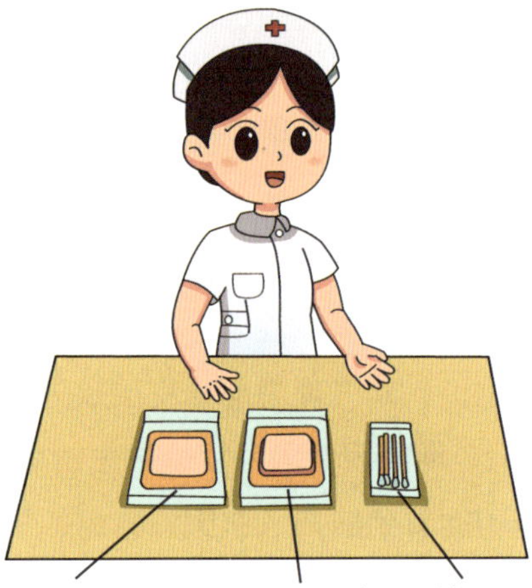

小贴士

医疗护理员只能在医护的指导下处理一期压力性损伤，对于二期及以上的压力性损伤，医疗护理员应懂得观察，有问题及时告知医生护士，不可自行处理。

思考题

桂奶奶，因脑梗死卧床 2 月余，左侧肢体偏瘫，不能自主翻身，1 周前骶尾部皮肤有压红，皮肤尚完整，今日原来的压红处皮肤破溃，有少量渗液。护士检查、评估桂奶奶伤口后，根据实际情况，用生理盐水清洗伤口，并为她使用泡沫敷料覆盖伤口。接下来医疗护理员应该怎样帮助桂奶奶呢？

（翟婉春、莫雪琼、黄利宾、梁树柳）

第四节　清洁会阴部，护理要注意

学习目标

（1）了解老年人会阴部的特点。

（2）熟悉会阴部护理的注意事项。

（3）掌握正确的会阴部护理方法。

老年人会阴清洁的重要性体现在多个方面：会阴部位容易积聚尿液和粪便，若不及时清洁，可能导致细菌和真菌的滋生，增加尿路感染、阴道感染或皮肤感染的风险及导致失禁性皮炎等皮肤问题的发生。清洁会阴部有助于促进正常的排尿和排便，减少便秘和尿失禁等问题的发生。保持会阴部清洁可以减少老年人的不适感和异味，提升其生活质量和自信心，使他们更愿意参与社交活动。因此，老年人会阴清洁不仅有助于预防健康问题，还能提高生活质量，是老年人日常护理中不可忽视的重要环节。

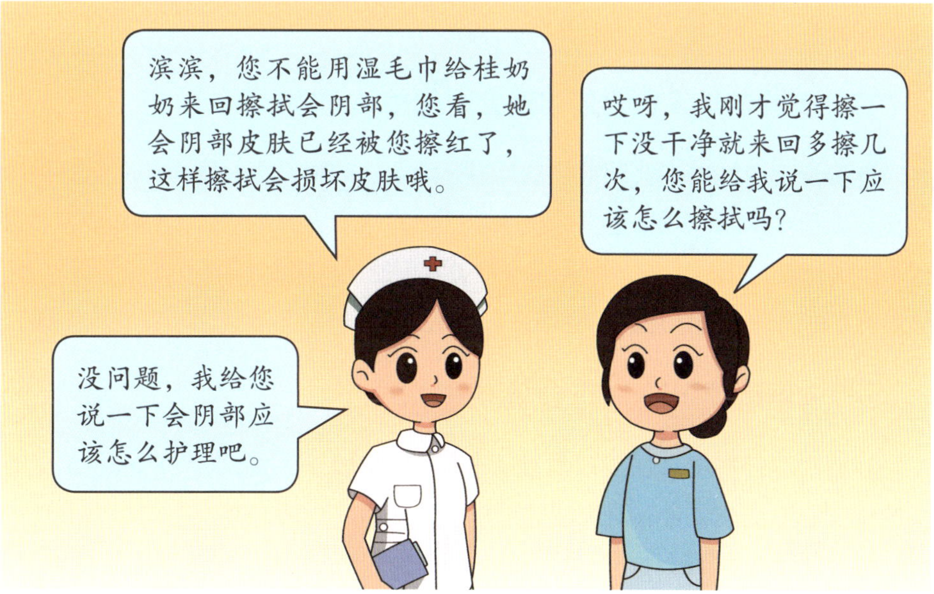
滨滨，您不能用湿毛巾给桂奶奶来回擦拭会阴部，您看，她会阴部皮肤已经被您擦红了，这样擦拭会损坏皮肤哦。
哎呀，我刚才觉得擦一下没干净就来回多擦几次，您能给我说一下应该怎么擦拭吗？
没问题，我给您说一下会阴部应该怎么护理吧。

一、老年人会阴部的特点

随着年龄的增长，老年人的生理功能逐渐减退，加之疾病因素、各种药物的使用、生活习惯与环境以及尿液或粪便污染等，使得老年患者的会阴部容易处于潮湿状态。了解老年人会阴部的特点有助于为其提供更适合的护理。

1. 皮肤变化：随着年龄的增长，皮肤弹性下降，可能出现皱纹、干燥、瘙痒等现象。会阴部皮肤可能变得更加脆弱，容易受损。

2. 脂肪分布：老年人可能会经历脂肪分布的变化，会阴部周围的脂肪可能减少，导致该区域的支撑力下降。

3. 生殖器官变化：男性和女性的生殖器官在老年时会经历不同的变化。男性可能会出现前列腺增生，而女性则可能经历围绝经期后阴道干燥、萎缩等情况。

4. 血液循环：随着年龄的增长，血液循环可能变差，导致会阴部的血流量减少，影响愈合能力和抵抗力。

5. 神经敏感度：神经系统的退化可能导致会阴部的感觉减弱，影响老年人的性功能和排尿、排便的感觉。

6. 健康问题：老年人更容易出现一些健康问题，如尿失禁、便秘、感染等，这些问题都可能影响会阴部的健康。由于行动不便，老年人可能在个人卫生方面存在困难，这增加了会阴部感染的风险。

二、哪些老年人更容易出现会阴部皮肤问题？

准确识别容易出现会阴部皮肤问题（潮湿、破损）的人群，有助于提供个性化皮肤护理措施，减少会阴部皮肤问题的发生。大便失禁者、尿失禁者、穿尿不湿的患者、营养不良的患者、水肿患者、肥胖患者、偏瘫患者、骨折患者、体温升高的患者、失能患者、癌症患者、ICU 患者容易出现会阴部皮肤的问题。

三、如何给老年人进行会阴部护理？

1. 清洗液：每次大便后或发现会阴部潮湿时，应用温水（38 ～ 40℃）或免冲洗皮肤清洗液或含有清洗液的湿巾清洗干净，力度温和，不能用力擦洗皮肤；避免使用普通（碱性）肥皂、粗糙的毛巾，清洁后要蘸干皮肤而不是擦干。

2. 清洗顺序及范围：按从上到下、从内到外的原则清洗，清洗范围为前至阴阜、后至肛门周围、两侧会阴至大腿内侧腹股沟处，避免污染。

3. 保护皮肤：会阴部潮湿患者可以使用皮肤保护剂保护皮肤（推荐使用造口护肤粉涂抹）。

4. 识别异常情况：如发现皮肤有红肿、破损、异常分泌物或特殊气味等情况，应及时报告医生护士。

5. 衣物的选择：老年人平时应选择宽松、透气的衣物，避免长时间久坐，保持会阴部的通风和干燥。

四、会阴部护理注意事项

1. 清洗过后及时擦干并撤除潮湿的垫巾，保持床单位清洁、干燥。

2. 在进行会阴部护理时，要注意保暖，避免患者受凉。

3. 对于有特殊疾病（如糖尿病、高血压等）的老年人，应在医生护士的指导下进行会阴护理。

老年人会阴部护理是一项细致而重要的工作，需要医疗护理员具备专业的知识和技能。通过正确的护理方法，可以有效预防老年人会阴部感染和其他相关疾病的发生，提高其生活质量。

小贴士

为老年人清洁会阴部时，不应来回擦拭，因为这样做可能会破坏皮肤的保护膜，导致皮肤损伤，尤其是当患者已经有皮肤问题时，用粗糙的毛巾来回擦拭会加重皮肤损伤，造成局部感染，增加患者痛苦。

思考题

桂奶奶，85 岁，因脑梗死卧床 2 月有余，左侧肢体偏瘫，不能自主翻身，大小便失禁，目前会阴部皮肤潮湿，伴随有大量分泌物。医疗护理员应该怎样为桂奶奶进行会阴部皮肤护理？

（翟婉春、莫雪琼、黄利宾、梁树柳）

第五节　老年人失禁，慎用肥皂水擦洗

学习目标

（1）了解肥皂水的潜在危害。

（2）熟悉失禁性皮炎的病因、临床表现。

（3）掌握失禁性皮炎的护理。

老年人失禁性皮炎是一种常见的皮肤问题，会导致皮肤发红、肿胀、疼痛和破损，严重时可能形成溃疡或感染，影响皮肤的完整性。受损的皮肤容易受到细菌和真菌的感染，可能导致更严重的皮肤感染，由于疼痛和不适，老年人可能会减少活动，导致身体机能下降，增加跌倒的风险。失禁性皮炎可能使老年人感到羞愧和尴尬，影响其自尊心和社交活动，可能导致被孤立和抑郁，从而影响老年人的生活质量。因此，及时识别和治疗失禁性皮炎对于保护老年人的皮肤健康和提高生活质量至关重要。

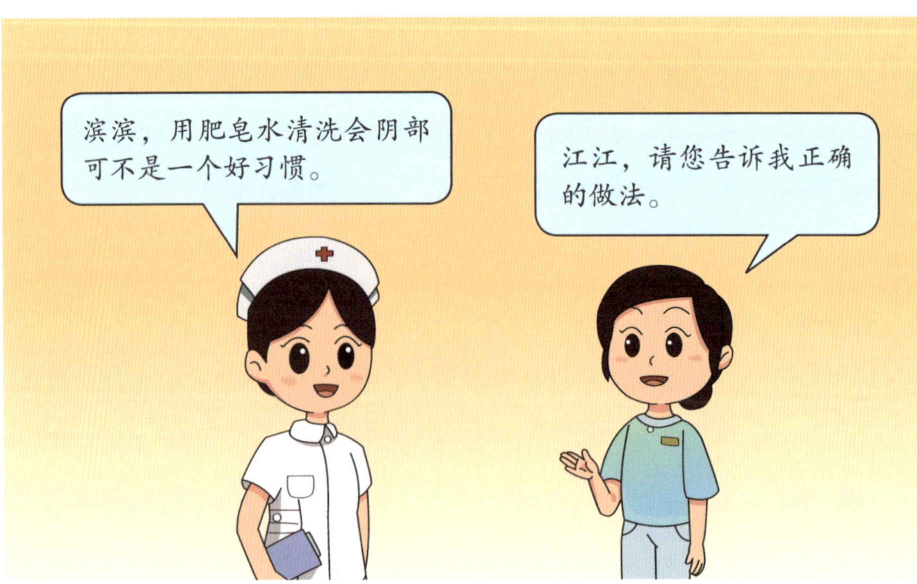
滨滨，用肥皂水清洗会阴部可不是一个好习惯。
江江，请您告诉我正确的做法。

一、为什么一般不用碱性肥皂清洗会阴

肥皂在水溶液中水解后，pH 值在 10.0 ～ 11.0 之间，而会阴部的 pH 值通常在 4.5 ～ 7.0 之间，具体取决于个体的性别、年龄、健康状况以及生理周期等因素。用碱性肥皂水冲洗会阴存在以下危害：破坏皮肤的自然油脂层，导致皮肤变得干燥、粗糙；引发皮肤敏感和过敏反应，可能导致皮肤出现红肿、瘙痒、起疹子等过敏症状；可能破坏皮肤的微生态平衡，增加皮肤感染的风险。特别是对于失禁患者，尿液或粪便刺激会引发皮肤炎症，皮肤屏障受到损害，更经受不住碱性肥皂水刺激。

二、什么是失禁性皮炎

失禁性皮炎是指皮肤长期或反复暴露于尿液和（或）粪便中所造成的炎症（发红、发亮、散布性红疹），可能有水泡或皮肤破损。这是失禁患者常见的一种并发症，伤口的边界常不清晰，呈弥散状、伴有瘙痒或疼痛以及继发的真菌感染。常见表现有：

1. 皮肤红斑：皮肤红斑是失禁性皮炎最早出现的症状，颜色包括粉红色、红色、紫色、深红色等。

2. 皮温升高：皮温升高是指皮肤温度的异常升高，可伴有皮肤硬度改变。

3. 皮肤破损：表皮会有不同程度的破损，可有水疱、大疱、丘疹、脓疱等，严重时整个表皮溃烂，真皮外露并有渗出，通常无清晰的界限。

4. 继发感染：真菌感染中以念珠菌感染较为常见；真菌感染的皮疹通常从中心部位向四周扩散，颜色为亮红色。

5. 常见其他症状：失禁性皮炎发生的部位会出现不适、烧灼、疼痛、瘙痒或刺痛感。

三、失禁性皮炎好发部位

失禁相关性皮炎好发部位通常在大腿内侧、腹股沟处以及会阴、生殖器周围、肛门周围等。患病后要及时就医。

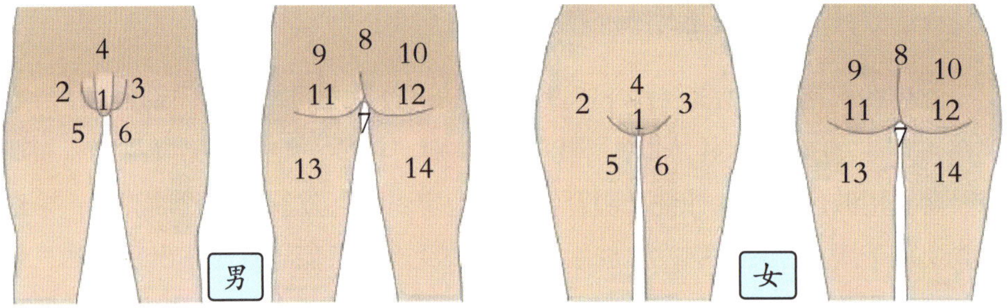

1. 生殖器（阴唇 / 阴囊）
2. 右腹股沟褶皱（生殖器与大腿之间的皱褶）
3. 左腹股沟褶皱（生殖器与大腿之间的皱褶）
4. 下腹部 / 耻骨弓
5. 右大腿内侧
6. 左大腿内侧
7. 肛周皮肤
8. 臀沟（臀部之间的皱褶）
9. 左上方臀部
10. 右上方臀部
11. 左下方臀部
12. 右下方臀部
13. 左大腿后部
14. 右大腿后部

四、发生失禁性皮炎后的处理方法

（一）清洁、滋润和保护“三部曲”

1. 清洗原则。

（1）动作轻柔，不可用力摩擦皮肤。

（2）采用一次性柔性湿纸巾，移除不干净的物品。

（3）不可擦洗皮肤，尽量冲洗或轻拍式清洁。

（4）皮肤清洗液用生理盐水、温水或干洗洁肤液，无刺激，接近皮肤 pH 值。

（5）失禁患者不可使用肥皂液清洁会阴部皮肤。

2. 滋润原则。选择甘油和尿素等保湿剂将皮肤的水分锁住，使皮肤屏障中的裂缝得到补全。

3. 隔离保护原则。选择温和、无刺激的保湿皮肤保护剂，如凡士林、氧化锌、鞣酸软膏、造口护肤粉、赛肤润（破皮不适用）等。

（二）制定合理的饮食方案

1. 要提供均衡的营养，但尽可能清淡，保证摄入足量的蛋白质和维生素，以提高机体免疫功能；禁食辛辣刺激性食物，以免造成腹泻。

2. 存在腹泻以及肛门松弛的患者，则需要适当限制纤维素的摄入。

（三）避免局部组织长期受压

每 1 ～ 2 小时翻身一次，翻身过程中尽可能避免拖、拉、拽。保持床单位清洁干燥。

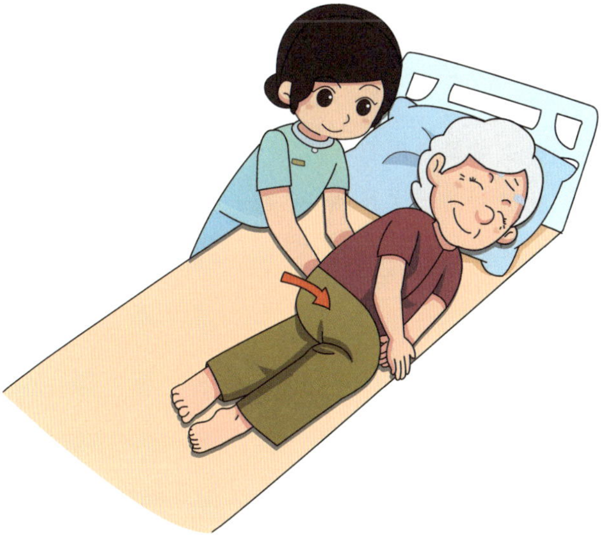

小贴士

失禁性皮炎预防"三部曲"：清洁、滋润和保护。

常用皮肤保护剂有：凡士林、氧化锌、鞣酸软膏、二甲硅油、造口护肤粉和赛肤润（破皮不适用）等。

思考题

桂奶奶大小便失禁一周后出现了会阴部皮肤红斑、皮温升高、皮肤破损，作为她的医疗护理员，你应该如何正确护理呢？

（翟婉春、莫雪琼、黄利宾、梁树柳）

第六节　翻身角度有讲究

学习目标

（1）了解为什么不提倡侧卧 90°。

（2）熟悉压力性损伤高发部位。

（3）掌握不同体位的安置技巧。

预防压力性损伤，局部减压（包括定时翻身和使用气垫床）被认为是最基本也是最有效的护理措施。为卧床患者翻身，是医疗护理员每天重要的工作之一，也是预防压力性损伤的最基本方法。骶尾部、臀部、肩胛部、枕部等骨突隆处是压力性损伤的高发部位，那么为了避免压力性损伤，翻身后就要侧卧 90° 吗？

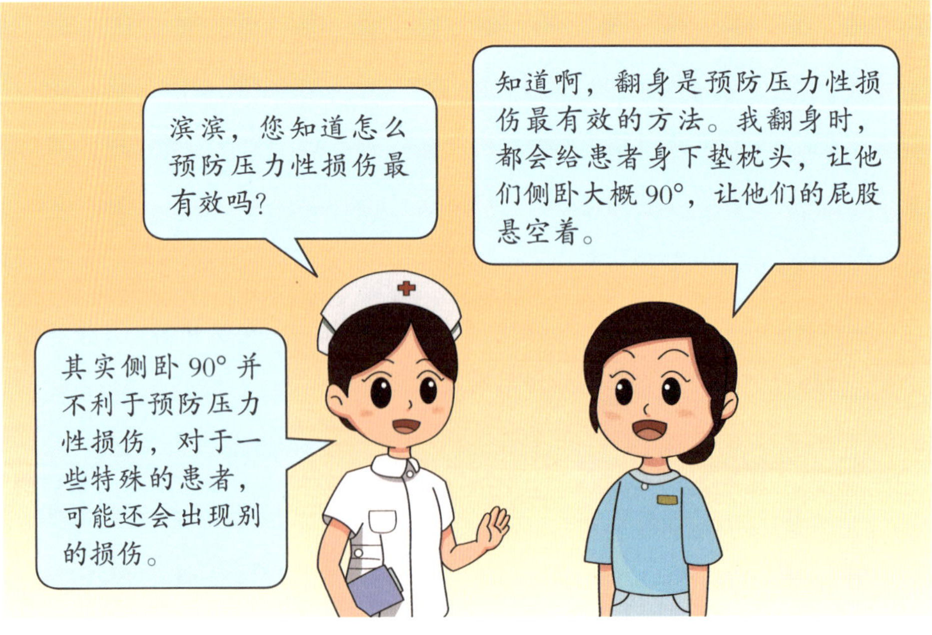

滨滨，您知道怎么预防压力性损伤最有效吗？
知道啊，翻身是预防压力性损伤最有效的方法。我翻身时，都会给患者身下垫枕头，让他们侧卧大概 90°，让他们的屁股悬空着。
其实侧卧 90° 并不利于预防压力性损伤，对于一些特殊的患者，可能还会出现别的损伤。

一、为什么翻身后不能侧卧 90°

当侧翻至 90° 时，腰椎会处于一个较为极端的扭转状态，使肌肉和韧带被过度牵拉或扭伤。对于老年人或腰椎疾病患者，这种压力可能导致或加重腰痛、腰椎间盘突出等问题，也可能破坏睡眠姿势，导致睡眠不稳或睡眠质量下降，同时受压面积减小，压强增大，更容易使得受压部位血运不畅，出现压力性损伤。所以，这种翻身方法是错误的。

二、体位摆放技巧

为预防压力性损伤，摆放体位时要注意以下几点技巧。

1. 平卧位：头部、颈部与腰部呈一直线，脸可以侧向一边，膝盖和小腿下垫软枕，分散压力；不可将枕头放在足跟上，足跟要悬空。

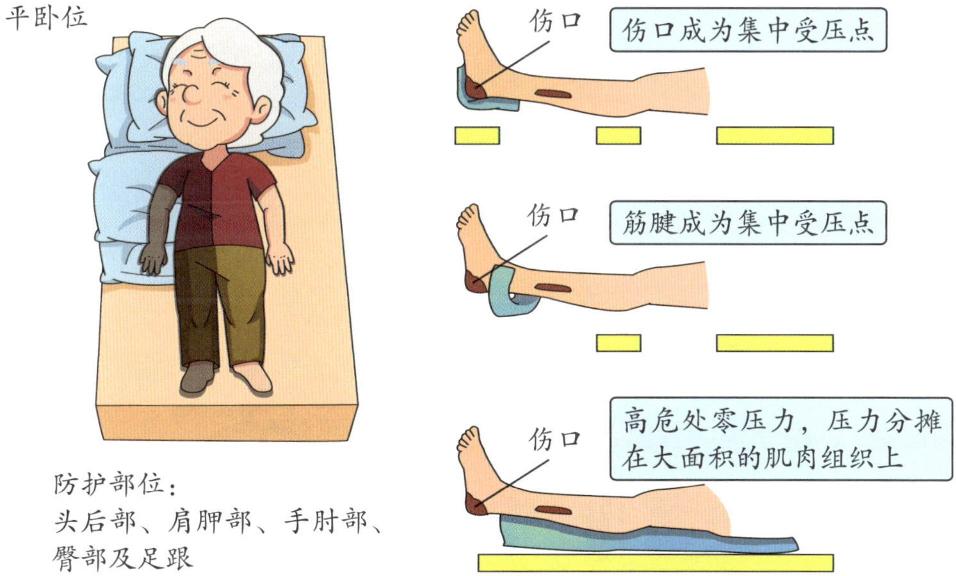

2. 侧卧位：在背部垫枕头，枕头上端与肩胛平齐，使身体离开床面 30°；双腿间夹枕头，弯曲双腿，骨突处、膝盖及脚踝尽量不要受压。翻身后患者身体需要维持一定的角度，目前推荐的角度是 30°，而不是 90°。当患者移动时，角度也会随着改变，需要医疗护理员经常调整患者翻身角度，保持 30°。

侧卧位

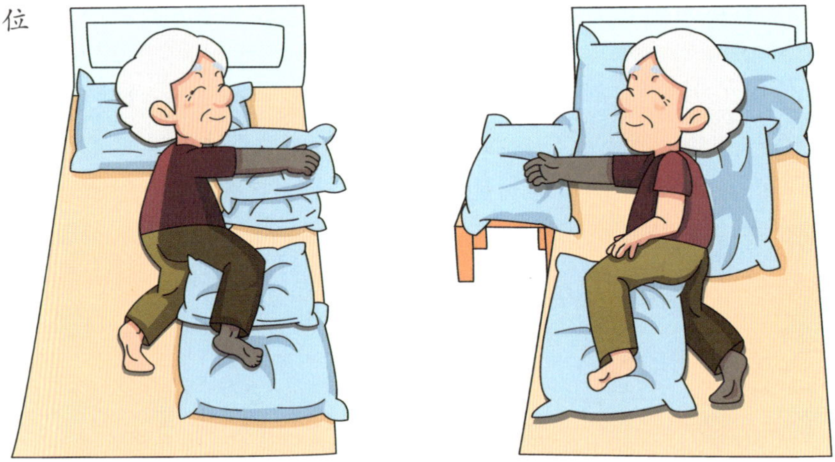

防护部位：
耳廓、肩关节、肘关节、膝关节内外侧、踝关节、足踝部

3. 坐位：选择稍微向后倾斜的轮椅，以防止患者向前滑落。坐位时将患者身体摆正，并用安全带固定，调整轮椅踏板或椅垫高度，将双脚放在脚踏板上而不是悬空。

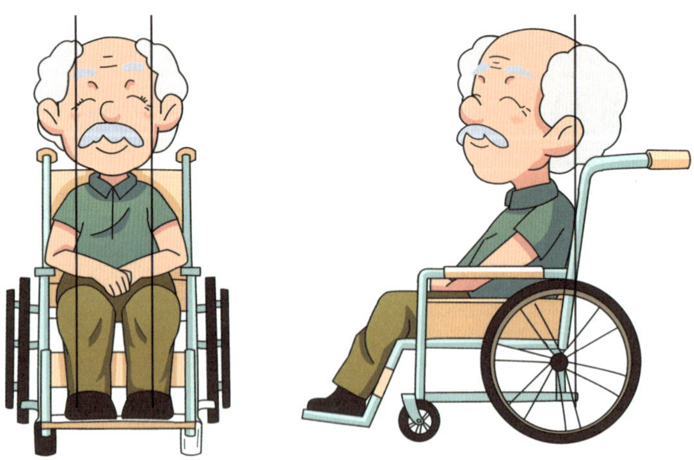

预防压力性损伤最根本的方法是正确翻身，任何方法都替代不了翻身，但不是随意翻身就能预防压力性损伤。

小贴士

正确的翻身是预防压力性损伤的最基本的方法，平卧位、侧卧位及坐位时的摆放同样需要注意技巧。给患者摆放侧卧位时角度应该是30°，90°更容易发生压力性损伤。

思考题

桂奶奶，因脑梗死卧床2月余，左侧肢体偏瘫，生活不能自理，为了预防压力性损伤，应该怎样为桂奶奶摆放体位？

（翟婉春、莫雪琼、黄利宾、梁树柳）

第六章
生命通道：管道护理指南

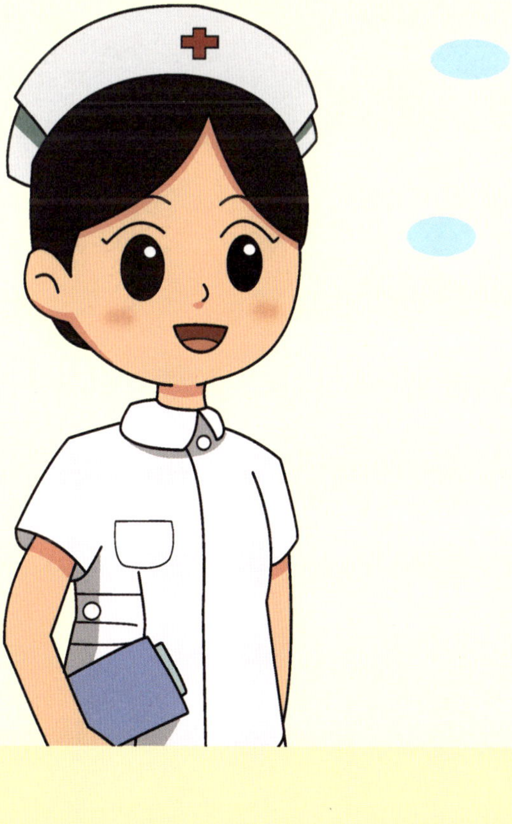

扫码获取更多资源

第一节　认识常见临床管道

学习目标

（1）了解临床管道的类型。

（2）熟悉各临床管道的作用。

（3）掌握常见临床管道的护理注意事项。

医疗管道是指为了治疗、诊断或监测疾病而在患者体内或体表设置的管状装置。它们可能是暂时性的，也可能是长期性的，其作用在于输送药物、液体、食物或用于排泄等，还可以作为监测和诊断工具，以及减轻患者症状。医疗管道在患者的治疗和护理中扮演着重要的角色，然而，使用医疗管道也会导致一些并发症，比如感染、堵塞等，因此在使用时需要谨慎并遵循医疗规范。

住院的老年患者有很多都病情危重且复杂多变，身体常带着多种医疗管道。作为医疗护理员，必须认识各种管道及其作用，才能协助护士管理好这些管道，保证患者的安全。

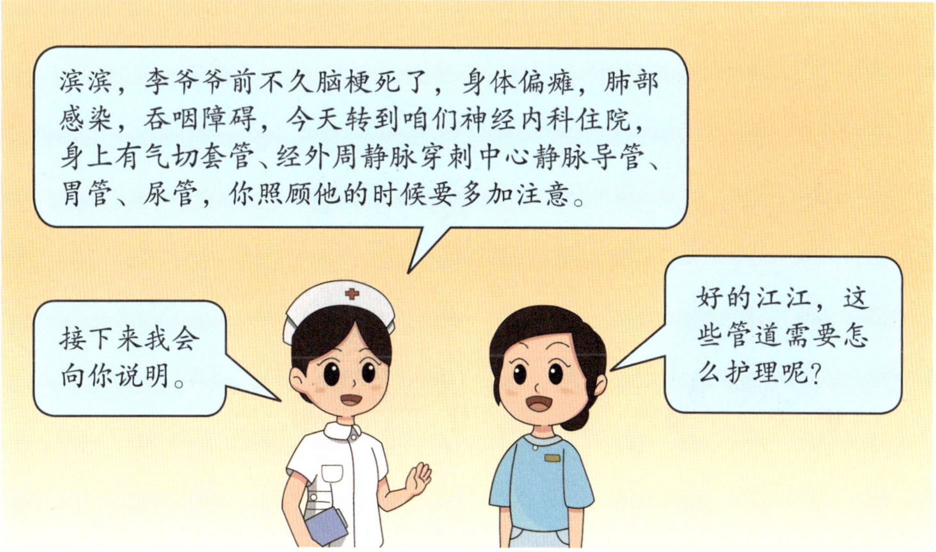

滨滨，李爷爷前不久脑梗死了，身体偏瘫，肺部感染，吞咽障碍，今天转到咱们神经内科住院，身上有气切套管、经外周静脉穿刺中心静脉导管、胃管、尿管，你照顾他的时候要多加注意。
好的江江，这些管道需要怎么护理呢？
接下来我会向你说明。

一、认识管道

在医疗护理中，常见的医疗管道包括但不限于：

1. 导尿管：用于监测和引流尿液。

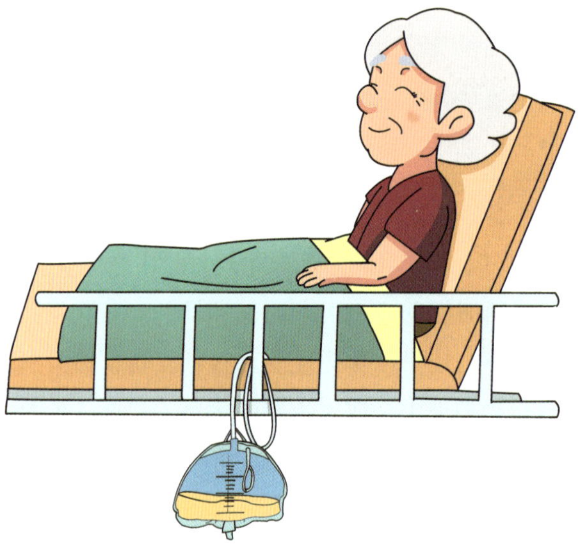

2. 氧气管：用于吸氧，可分为鼻导管式氧气管和面罩式氧气管。

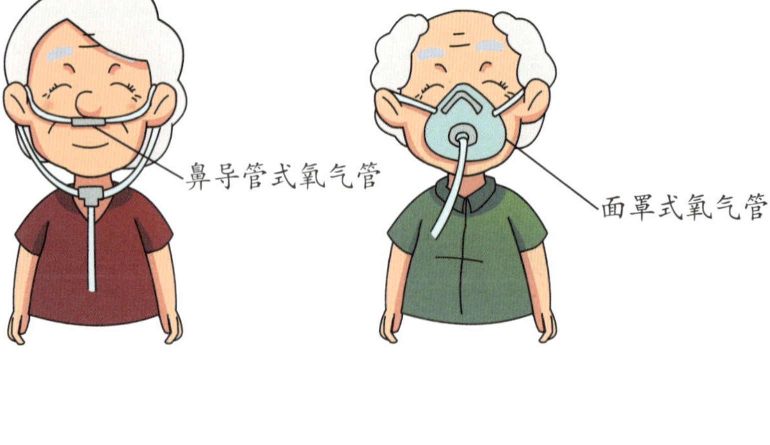

3. 胃管 / 空肠管：用于吞咽功能障碍、意识障碍、预期不能经口进食等患者。

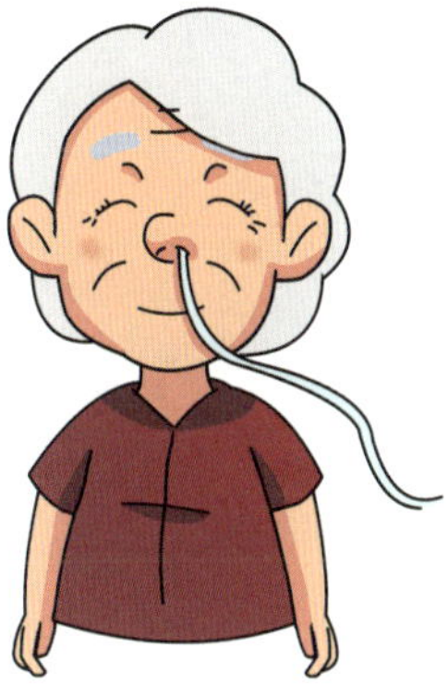

胃管

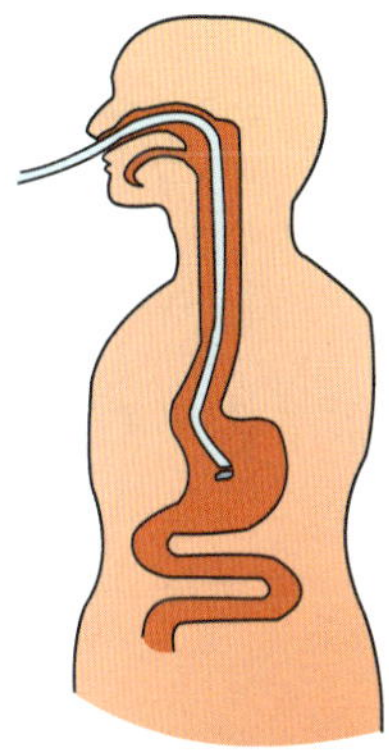

鼻胃管

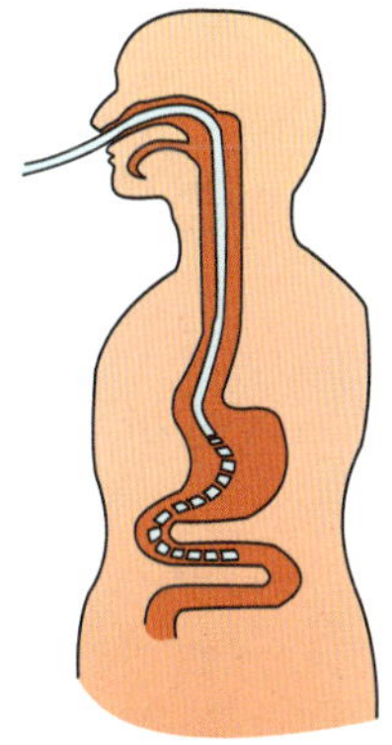

鼻空肠管

4. 静脉输液管：用于输注药液、营养液或血液制品。

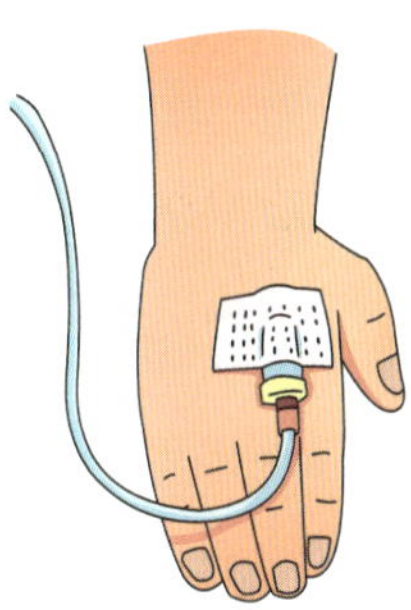

浅静脉留置

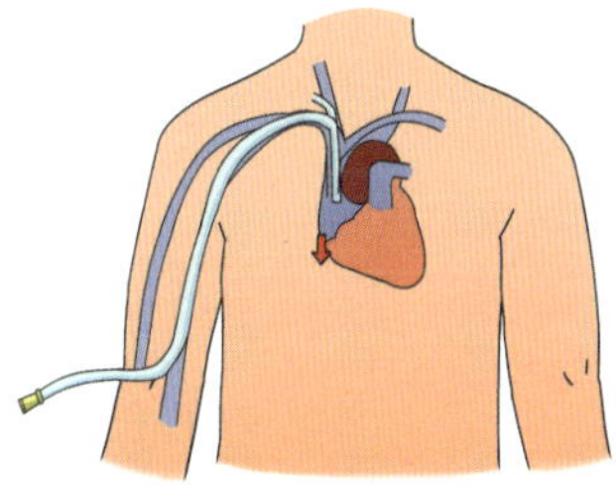

经外周静脉穿刺中心静脉置管术（PICC）

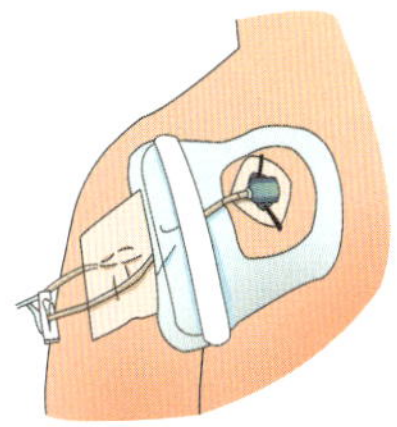

中心静脉导管（CVC）

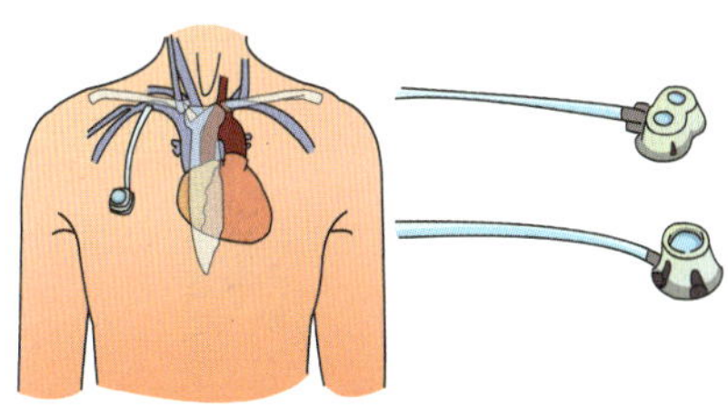

输液港管道

5. 透析管道：用于血液透析或腹膜透析的导管。

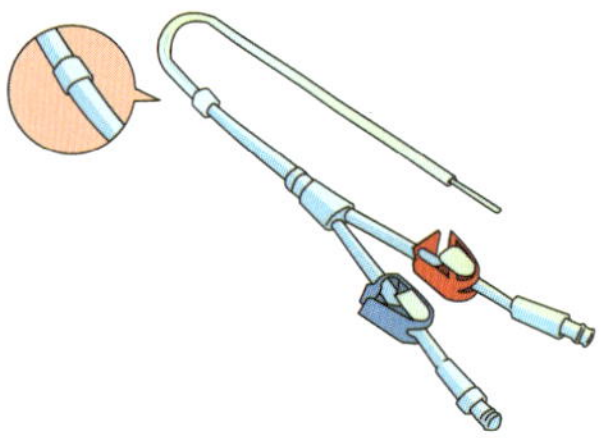

带涤纶套血液透析导管

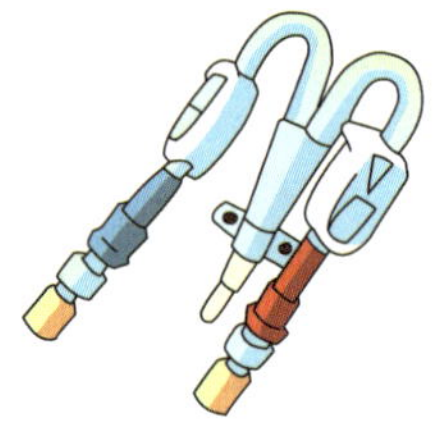

不带涤纶套血液透析导管

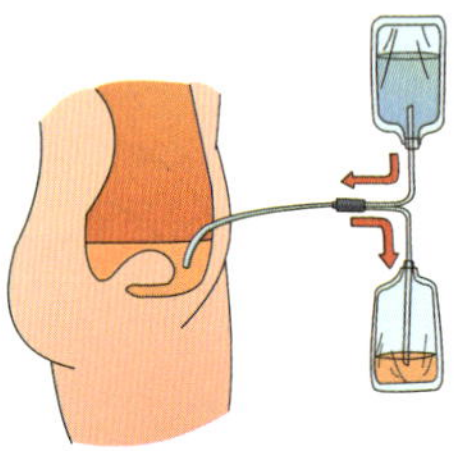

腹膜透析管道

6. 气管插管或气管切开管：是全麻及危重患者抢救时的重要技术，用于辅助呼吸或维持呼吸道通畅。

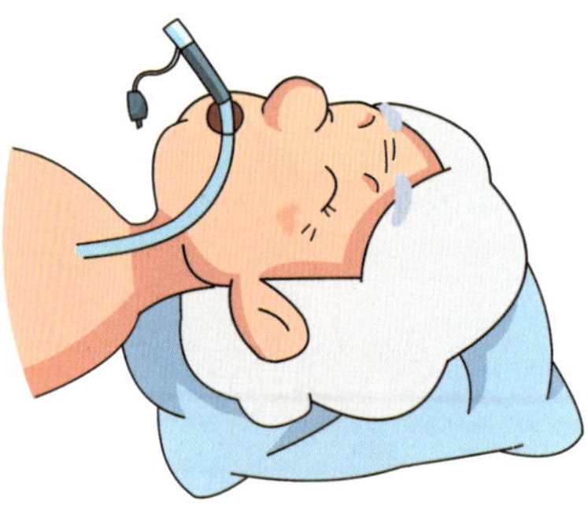

气管插管

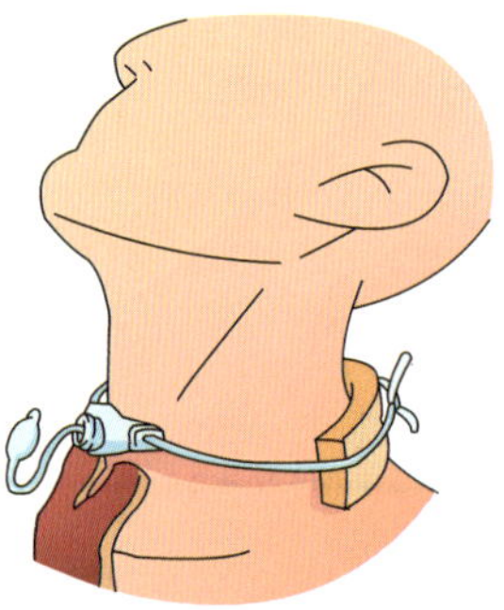

气管切开管道

7. 引流管：用于引流体腔内的积液或积气。

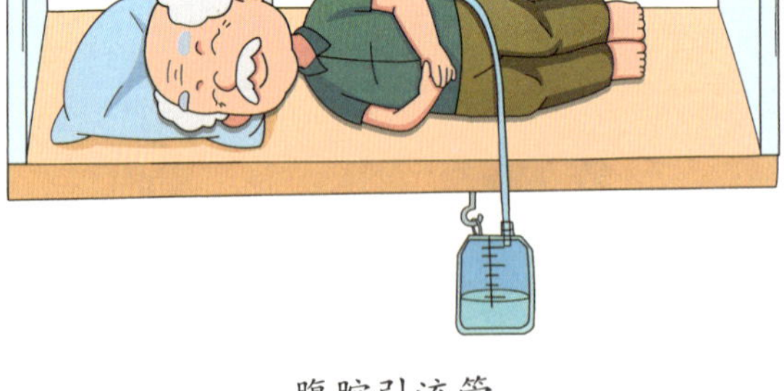

腹腔引流管

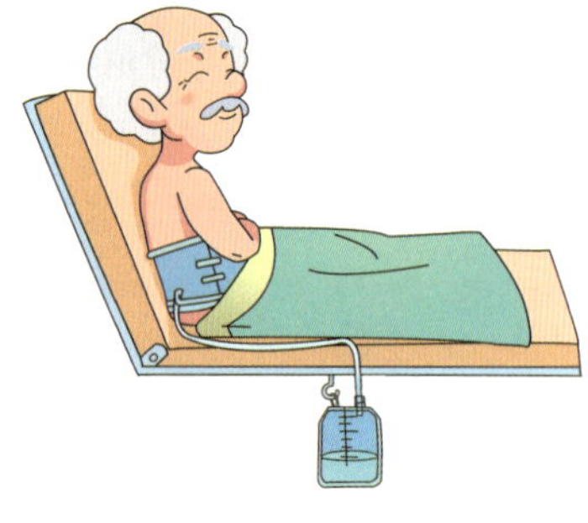

胸腔闭式引流管

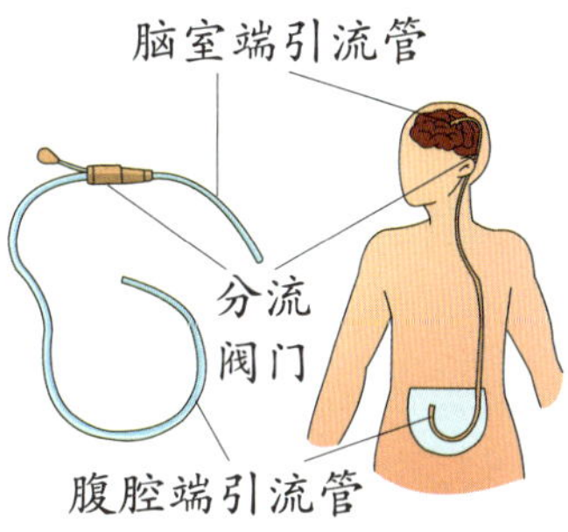

脑室－腹腔分流管

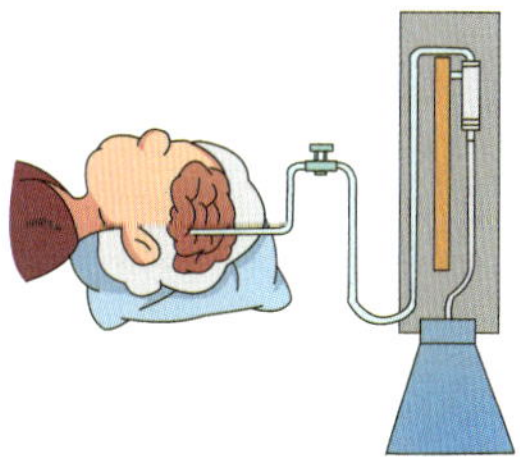

脑室引流管

二、医疗管道妥善护理的重要性

医疗管道的妥善护理对于老年患者的康复至关重要。正确的管道护理可以减少感染、防止管道脱落或堵塞的情况出现，确保治疗的有效性和患者的安全。因此，医疗护理员有必要了解和掌握一定的管道护理相关知识。

小贴士

临床管道要分清，管道作用要牢记，

管道护理要掌握，管道安全很重要。

思考题

李爷爷留置的管道各有什么作用？

（翟婉春、刘足、莫雪琼、黄利宾、黄晓莲、杨捷）

第二节　多管道护理，如何游刃有余？

学习目标

（1）了解管道的等级分类。

（2）熟悉同时留置多根医疗管道患者的护理工作。

（3）掌握同时留置多根医疗管道患者翻身、转移等的注意事项。

患者留置导管的种类非常多样，比如胃管、尿管、腹腔引流管、中心静脉导管等，管道滑脱将直接影响到患者的情绪、治疗效果、预后情况，一旦出现管道滑脱以及伤口感染等方面的问题，严重情况下可能会威胁患者的生命安全。因此，做好留置导管护理工作非常重要。

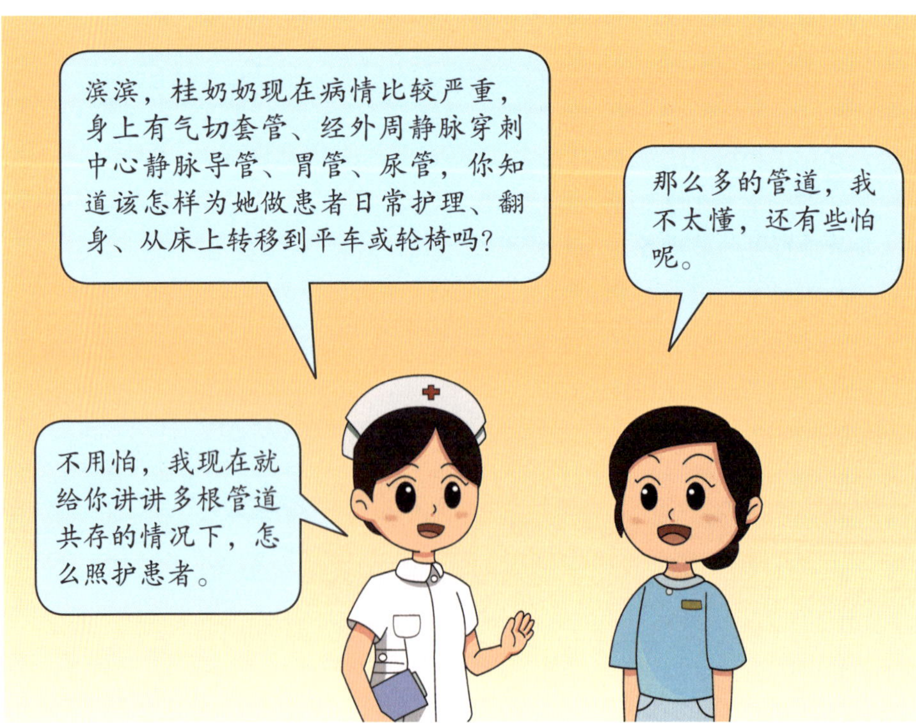
滨滨，桂奶奶现在病情比较严重，身上有气切套管、经外周静脉穿刺中心静脉导管、胃管、尿管，你知道该怎样为她做患者日常护理、翻身、从床上转移到平车或轮椅吗？
那么多的管道，我不太懂，还有些怕呢。
不用怕，我现在就给你讲讲多根管道共存的情况下，怎么照护患者。

一、管道识别与分类

很多医院都会应用导管标识对不同类型管道进行标识，并粘贴在合适醒目的位置，比如有些医院会将管道分为Ⅰ类、Ⅱ类、Ⅲ类（Ⅰ类为高危、Ⅱ类为中危、Ⅲ类为低危），使用不同的颜色区别，方便对每根管道进行准确识别与分类。医疗护理员也需要了解每根管道的作用、用途、风险等级和特殊要求，按照护士的指导，配合做好管道护理工作。

1. 常见高危管道：鼻肠管、脑室引流管、气管插管、气切套管、不带涤纶套血透导管、动脉置管等。高危管道通常用红色标识标记。

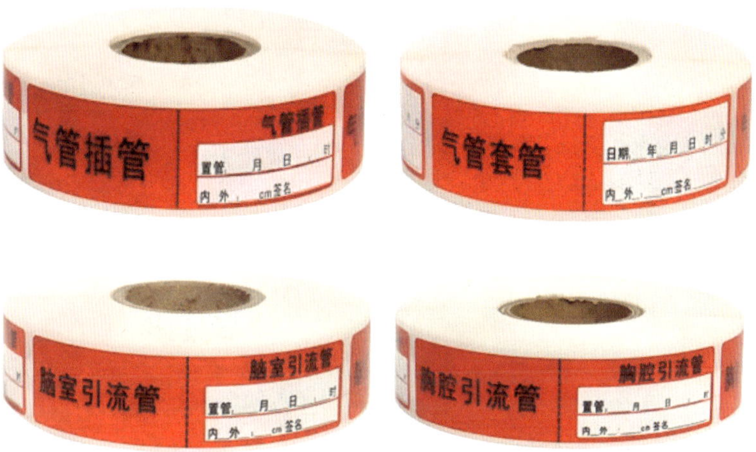

2. 常见中危管道：中心静脉导管、经外周静脉穿刺中心静脉导管、腹腔引流管、胸腔引流管、盆腔引流管、带涤纶套血透导管等。中危管道通常用黄色标识标记。

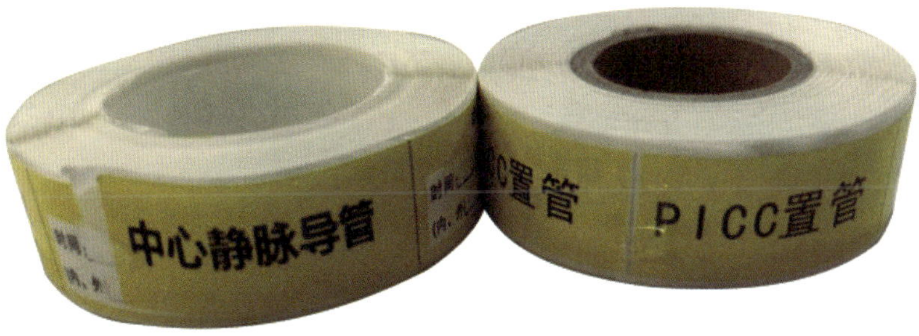

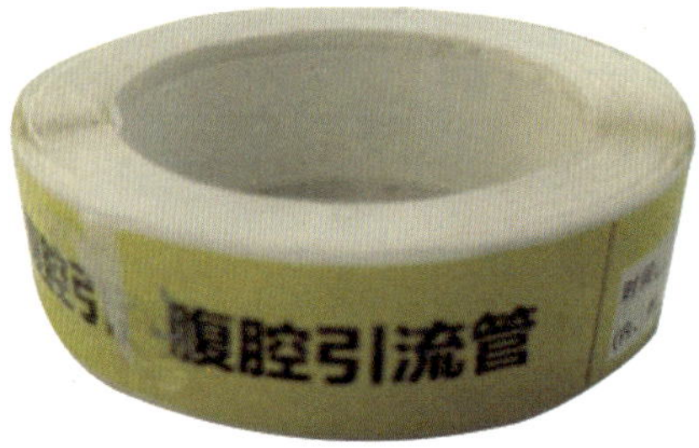

3. 常见低危管道：胃管、导尿管、肛管、外周静脉导管等。低危管道通常用绿色标识标记。

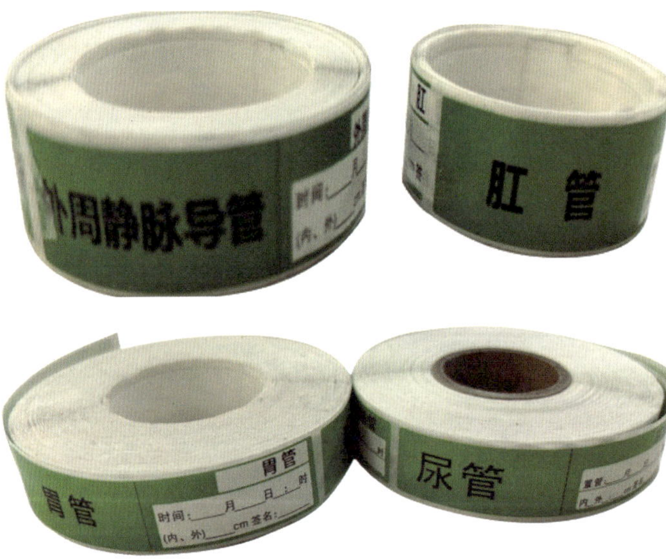

二、感染预防与控制

感染是多根医疗管道护理中需要特别关注的问题。医疗护理员应严格遵守手卫生规范，确保在接触管道前后都彻底洗手，或者视情况用快速手消毒液消毒手部。

三、注意保持管道固定牢固

医疗管道的固定非常重要，关系到管道是否可以按要求使用、是否脱出，医疗护理员应定期检查固定装置是否松动，发现问题及时通知护士调整或更换。

1. 管道固定工具。

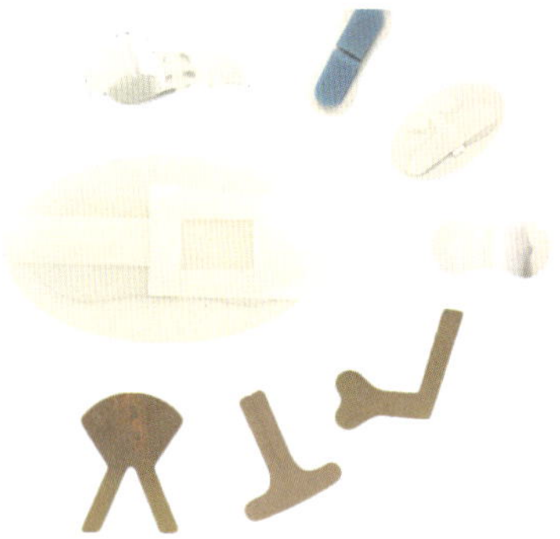

固定贴

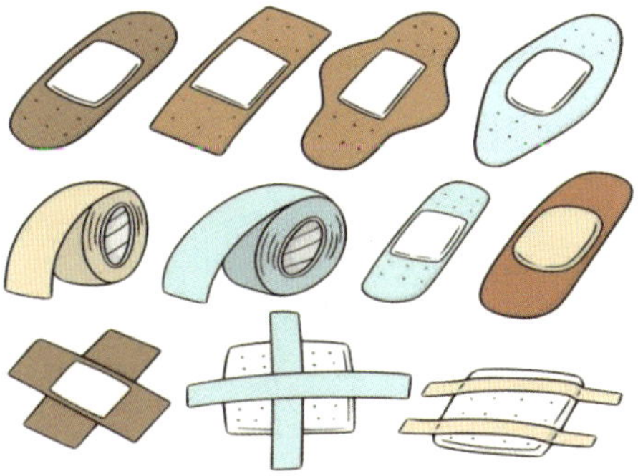

各种胶带

2. 管道固定方法。

（1）管道二次固定胶带形状。

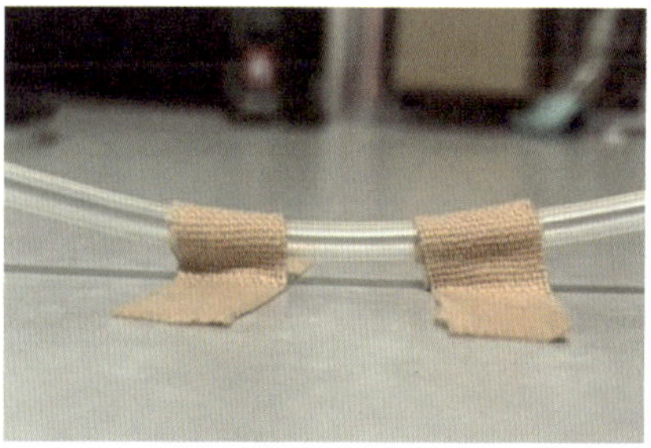

双高举平台法

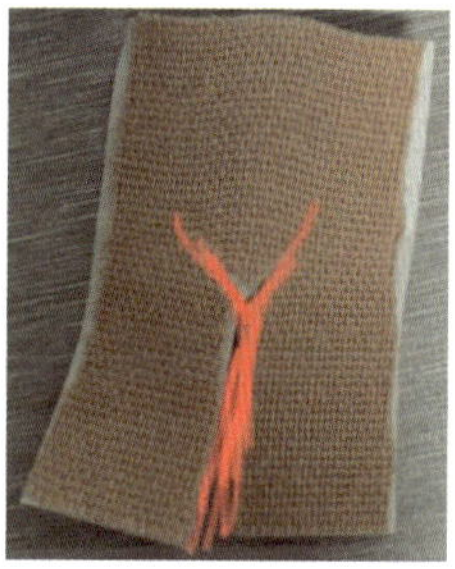

Y 型固定法

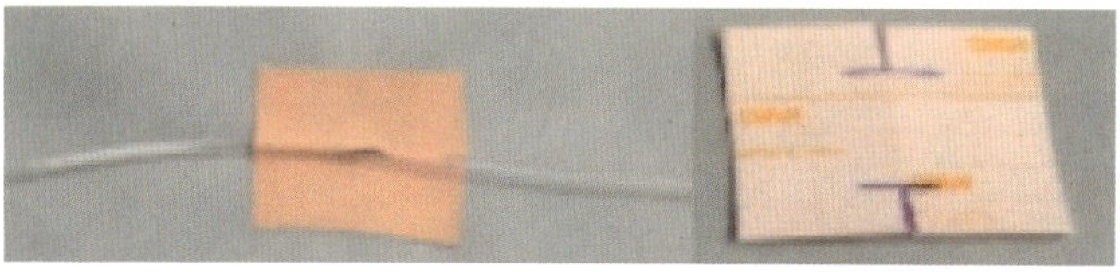

大 I 型固定法

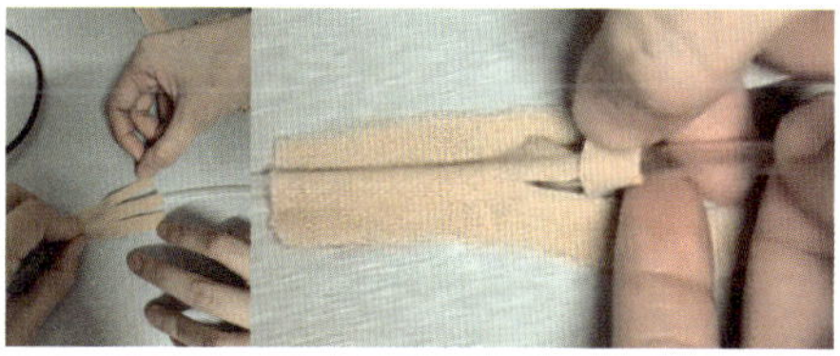

螺旋固定法

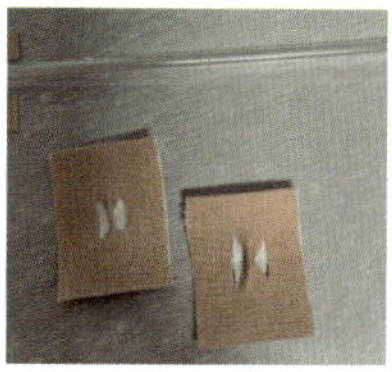

结绳固定法

（2）胃管 / 空肠管的固定方法。

管道的一次固定：①将“工”字形胶布横粘于上鼻梁上，下端包裹于胃管上；②顺着导管环绕包裹胃管；③再将另一端以相同的方式环绕；④完成管道的一次固定。

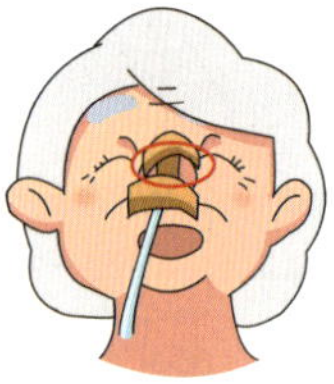
①

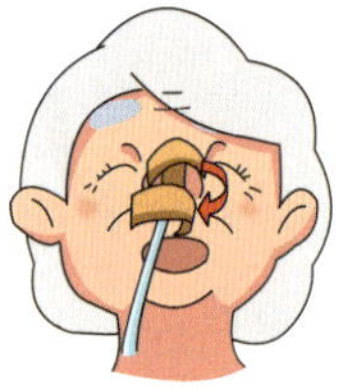
②

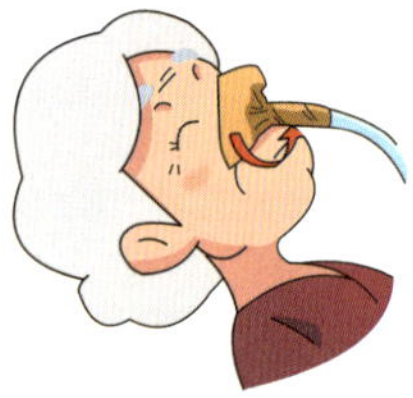
③

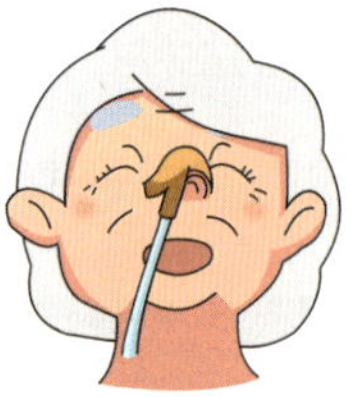
④

管道的二次固定：①导管预留一定长度，另取一段胶带（2cm × 5cm）粘于导管上；②“机翼式”立体固定；③粘贴于下颌处；④完成管道的二次固定。

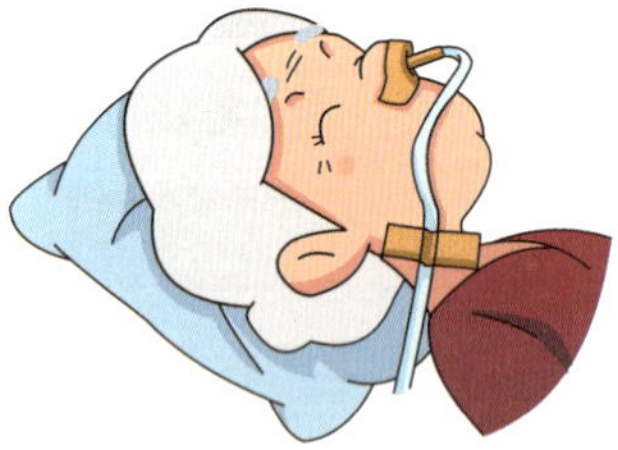
①

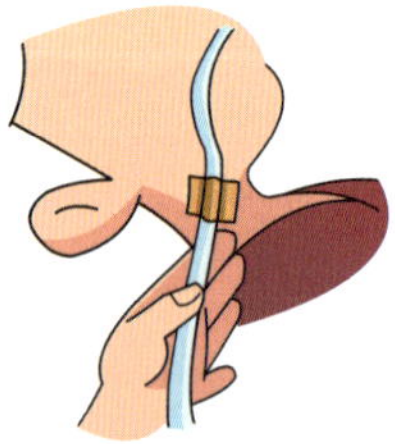
②

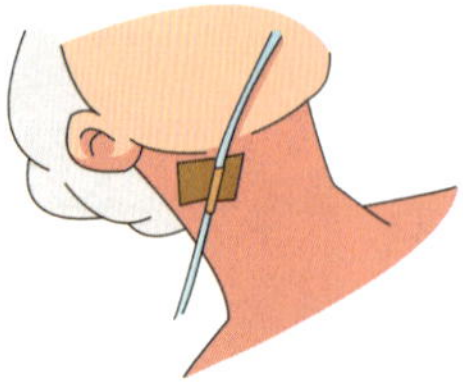
③

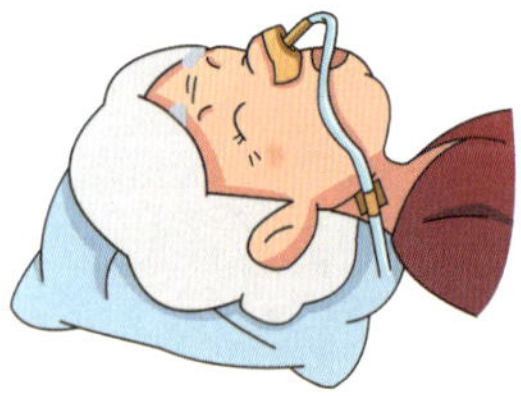
④

（3）其他管道的固定。

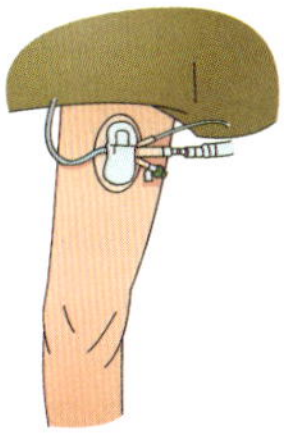

导尿管固定

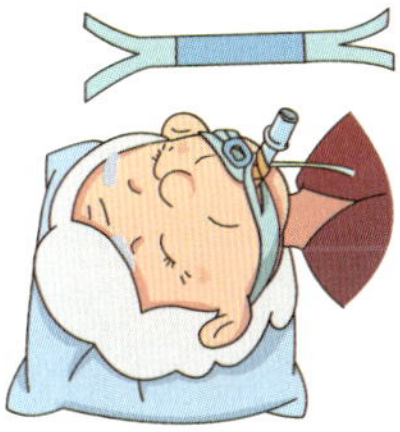

经口气管插管固定

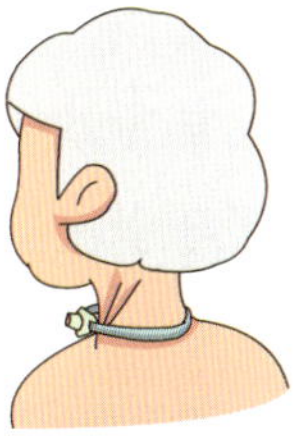

气管切开套管固定

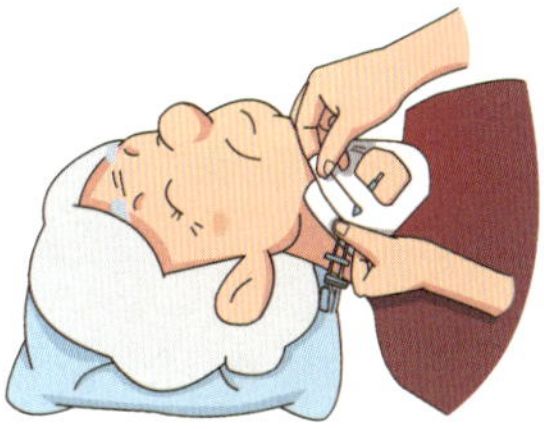

中心静脉导管固定

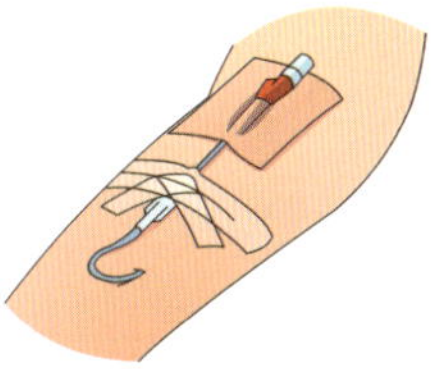

经外周静脉穿刺中心静脉导管固定

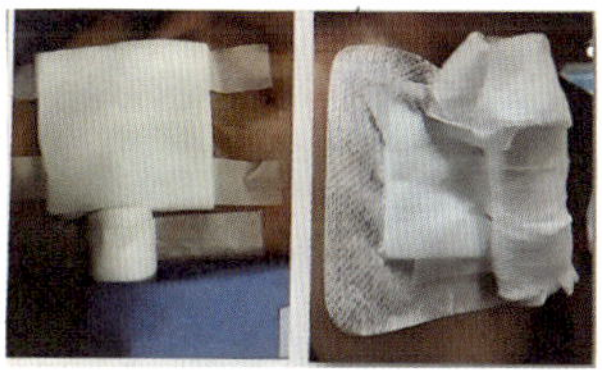

血液透析导管固定

四、避免管道的牵拉、扭曲

管道牵拉易引起管道滑脱；管道扭曲可能导致流量受限、引流不畅等问题。医疗护理员在帮助患者移动或进行其他活动时，要注意保护管道，避免其受到外力牵拉或扭曲。

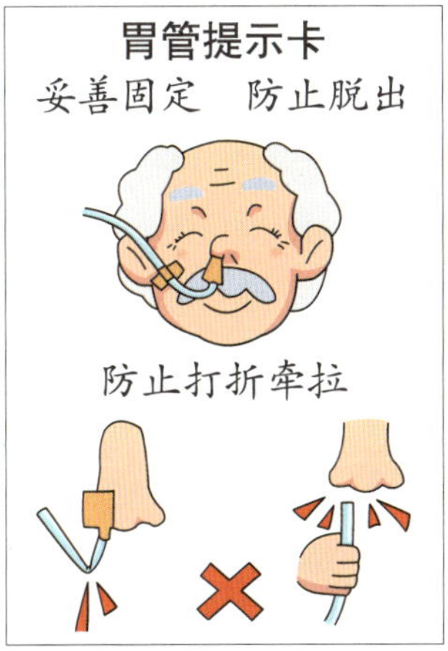

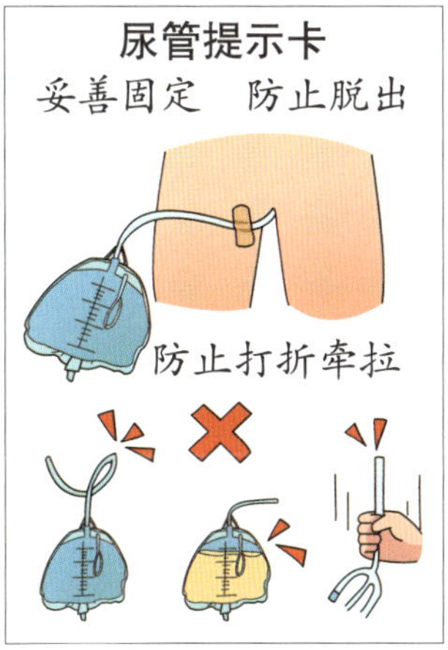

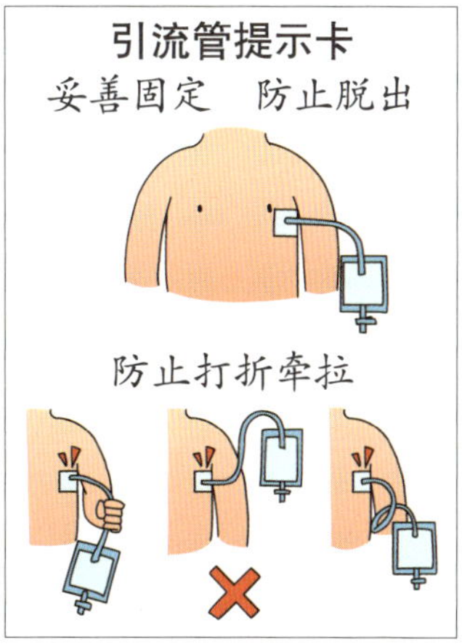

1. 为同时留置多根管道危重患者翻身前，先要理顺心电监护仪线路、深

静脉管路，将胃管置于患者枕头上，松开呼吸机管道系绳，再将导尿管、各种引流管夹闭，放到离患者身体不远的床上，保护好各种管道勿受压打折，待患者翻身后重新整理各种管道、线路，系上呼吸机管路，将尿管等各种引流管悬挂在低于引流位置的床边挂钩上，打开夹子。以上操作需两人共同协作为患者翻身。

2. 协助同时留置多根管道患者从床上转移到轮椅前，需要注意理顺所有管路，保证管路不缠绕、不扭曲，夹闭尿管等引流管，放到患者身上；安全转移患者至轮椅后，再次理顺管路，将各种引流管悬挂在低于引流位置的轮椅挂钩上，再打开夹子。

五、注意保护管道压迫处皮肤

跟管道接触的皮肤往往会受到管道的压迫，尤其是有较粗的管道时，虽然能采取高举平台法固定管道，但是受压迫的皮肤还是可能会出现发红甚至起水泡、破溃等情况，医疗护理员要定期观察患者身上跟管道接触的皮肤情况，若有问题及时告知护士处理。

1. 跟皮肤接触的导管。

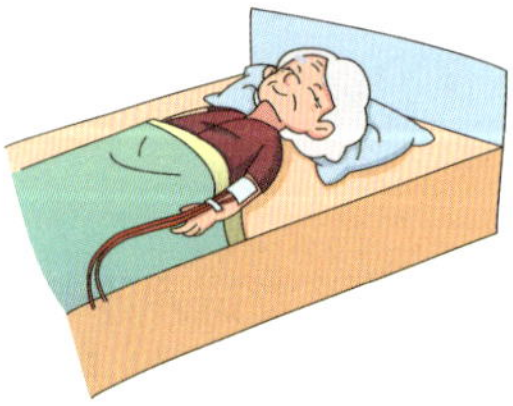
接触皮肤的血液透析导管

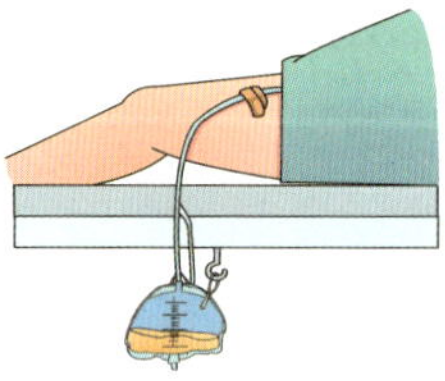
接触皮肤的导尿管

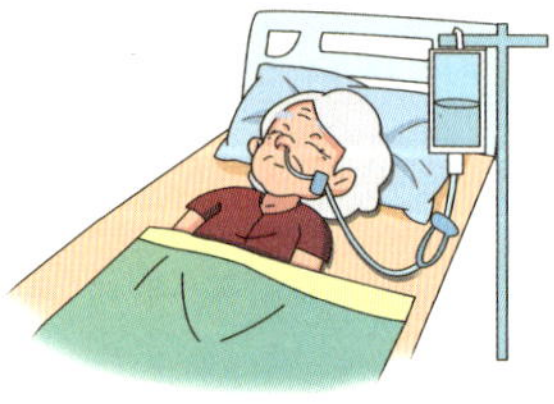
接触皮肤的胃管

2. 发现以下皮肤问题请立即告知护士。

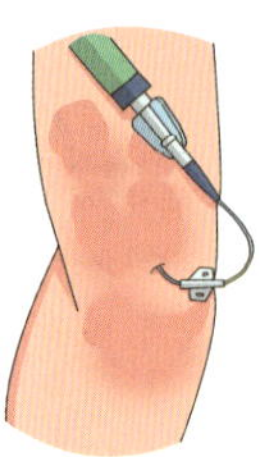
医用黏胶相关性皮炎

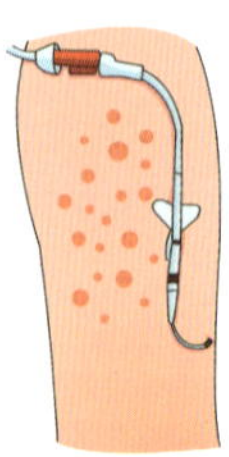
水泡

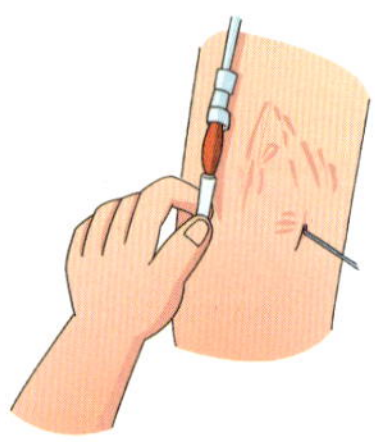
压痕

六、协助护士做好日常清洁和消毒

医疗护理员可以在护士的指导下，协助患者进行医疗管道的日常清洁和消毒工作，包括清洁管道外部、定期更换固定装置等。

小贴士

多根管道不用怕，固定方法要知晓，
多动手来勤思考，防止滑脱护安全。

思考题

1. 照护有多根管道的患者需要注意什么？
2. 如果要为身上有多根管道的桂奶奶翻身，需要怎么做才能保证安全？

（翟婉春、刘足、莫雪琼、黄利宾、黄晓莲、杨捷）

第三节 固定管道，并非万无一失

学习目标

（1）了解管道滑脱有哪些不良影响。

（2）熟悉如何预防管道的滑脱。

（3）掌握管道滑脱的处理方式。

管道滑脱，也称为“非计划拔管”，是指未经医护人员同意，患者有意造成或其他意外原因（包括医护人员操作不当）造成的管道脱落，又称意外拔管。

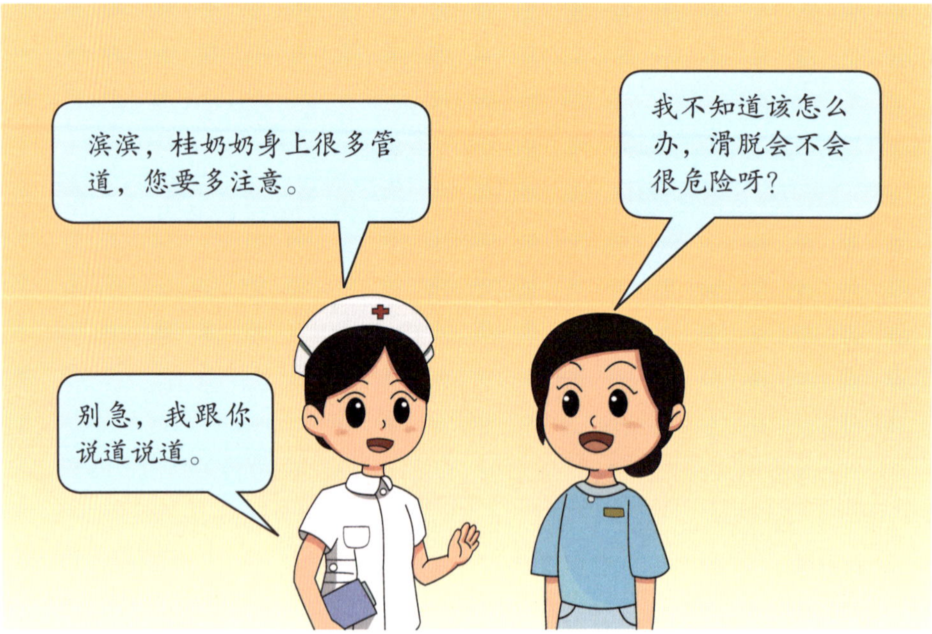
滨滨，桂奶奶身上很多管道，您要多注意。
我不知道该怎么办，滑脱会不会很危险呀？
别急，我跟你说道说道。

一、管道滑脱风险

如果管道滑脱了，会有很大的危害，不但会造成患者机体损伤，增加感染的风险，还要重新插管，增加费用，有可能要延长患者住院时间，严重时甚至会危及生命导致患者死亡。

二、导致管道滑脱的高危因素

多种因素可能导致管道稳固性受损。例如，管道固定贴若处于湿润状态或松脱，将直接影响其固定效果。患者方面的因素同样关键，包括不理解管道的重要性、无法忍受由此带来的不适、意识不清或躁动且缺乏约束措施，这些都可能促使患者主动或无意地拔除管道。此外，患者的情绪状态如焦虑、烦躁不安或意识障碍，以及活动时的幅度过大，都可能使管道受到牵拉而滑脱。伴随的疼痛、呃逆、咳嗽、出汗、呕吐等症状也可能间接影响管道的稳固性。此外，医护人员在为卧床患者翻身时对管道的牵拉，还有管道本身具有难以固定的性质，都是影响管道稳固性的重要因素。

三、患者管道滑脱预防措施

1. 对于无法忍受留置管道的患者，应向其耐心解释留置管道的重要性，通过解释、安抚、听音乐、聊天等干预措施转移注意力均可有效降低留置管道的意外滑脱率。

2. 对于意识障碍、躁动不安的患者，告知值班护士给予正确的评估和有效的约束，必要时报告医生给予镇痛镇静，对症处理。

3. 妥善固定引流管道，防止引流管受压、扭曲、折叠，用别针将引流带固定于衣服下摆。在给患者擦洗时注意做好防护，不要弄湿固定贴，帮助患者翻身、移动、活动时，确保管道不会受到过度牵拉或压迫。

4. 定期观察管道固定情况。卧床时，将引流袋置入床底挂钩处；下床时先将引流袋取出再行走，避免牵拉引流管。

四、出现以下情况时，请及时通知医护人员

1. 管道固定装置或敷料有污染、卷边、松散、潮湿时。

2. 穿刺点有渗血、渗液、红肿或患者感到热、痛或瘙痒时。

3. 患者烦躁、固定肢体异常、呼吸机或监护仪等报警时。

4. 留置管道让患者不适症状加剧或无法忍受时。

小贴士

管道固定防滑脱，保持功能很重要，

定期维护和检查，管道安全靠大家。

思考题

桂奶奶需要外出做治疗，但身上有多根管道，你需要怎么做才能防止管道滑脱呢？

（翟婉春、刘足、莫雪琼、黄利宾、黄晓莲、杨捷）

第四节　留置胃管患者呛咳了要怎么做?

学习目标

（1）了解留置胃管的作用。

（2）熟悉喂食过程中出现呛咳的处理方法。

（3）掌握喂食注意事项和防止呛咳的方法。

对不能经口进食的患者，为了保证机体营养供应，满足机体代谢需要，常常需要给予患者鼻饲饮食来配合治疗。但是患者神经肌肉受到损伤、自主神经功能紊乱时，其食管下括约肌、胃平滑肌收缩无力，活动不协调或肌瘫痪，造成食管下括约肌、贲门处于开放状态，增加了食物反流风险，从而发生误吸呛咳。

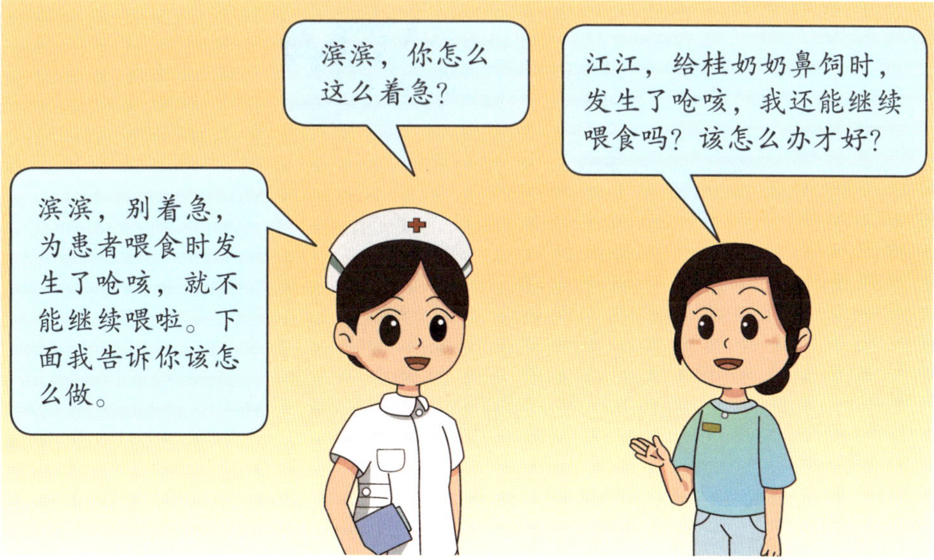
江江，给桂奶奶鼻饲时，发生了呛咳，我还能继续喂食吗？该怎么办才好？
滨滨，你怎么这么着急？
滨滨，别着急，为患者喂食时发生了呛咳，就不能继续喂啦。下面我告诉你该怎么做。

一、患者呛咳的处理方法

当留置胃管患者鼻饲过程中出现了呛咳，如果继续喂食会加重呛咳，有可能导致吸入性肺炎并发症，甚至呼吸困难、窒息，严重者危及患者生命。医疗护理员应作如下处理：

1. 立即停止喂食。

2. 检查胃管是否脱出：胃管外露刻度小于40厘米（成人留置胃管）可视为脱出。

3. 观察患者有无咳嗽及痰液的性状（如含有痰液或口腔分泌物，提示有误吸）；有无呼吸困难或窒息。如有胃管脱出及以上症状，立即通知医护人员处理。

二、呛咳预防措施

呛咳对留置胃管患者影响很大，医疗护理员应做好以下预防措施，预防这种情况发生：

1. 每次鼻饲前检查胃管是否固定在位、是否通畅，用喂灌器从胃管末端抽吸，见胃液或少量食物，说明胃管通畅且在胃内。

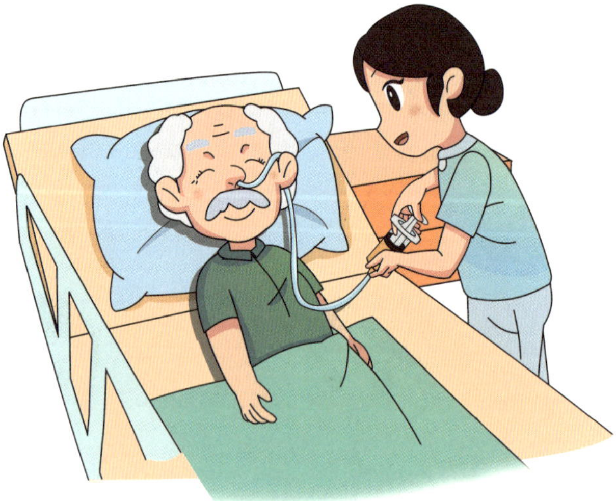

2. 鼻饲时取安全舒适的体位，将患者头部抬高30° ～45° ，可有效减少反流及误吸的情况发生，并在鼻饲后半个小时内仍保持半卧位。

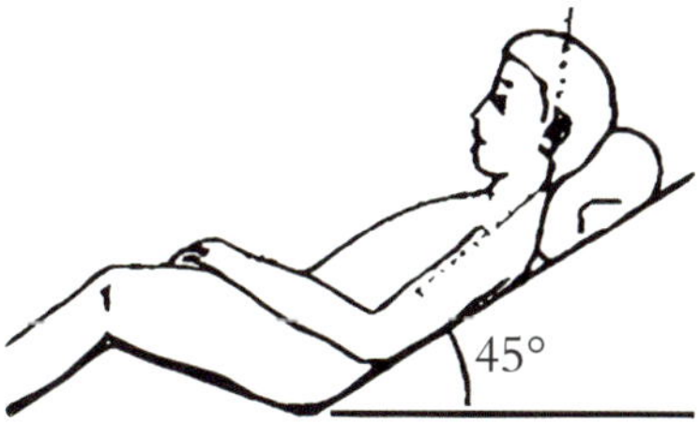

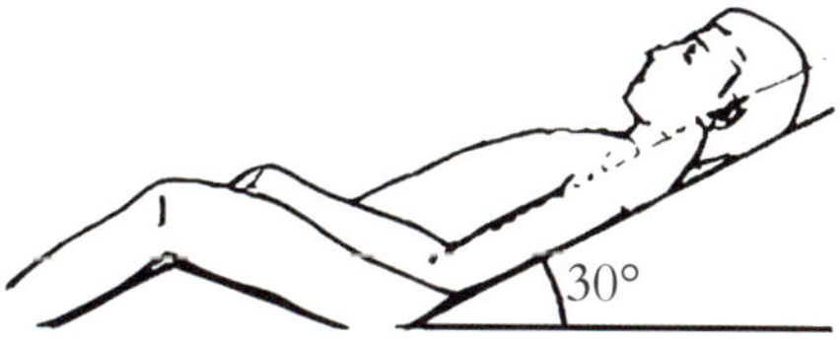

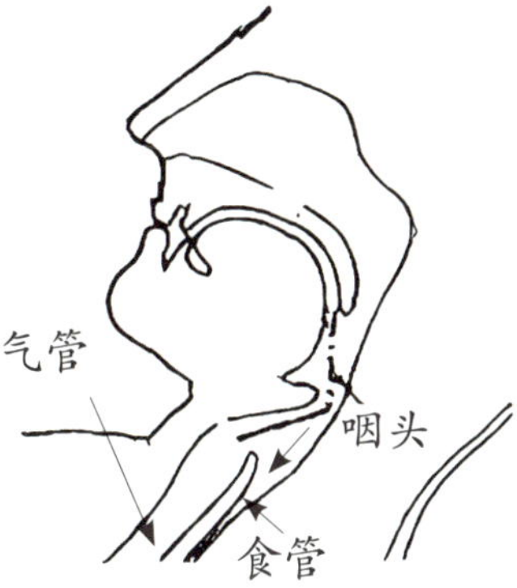

正确位置：易吞咽

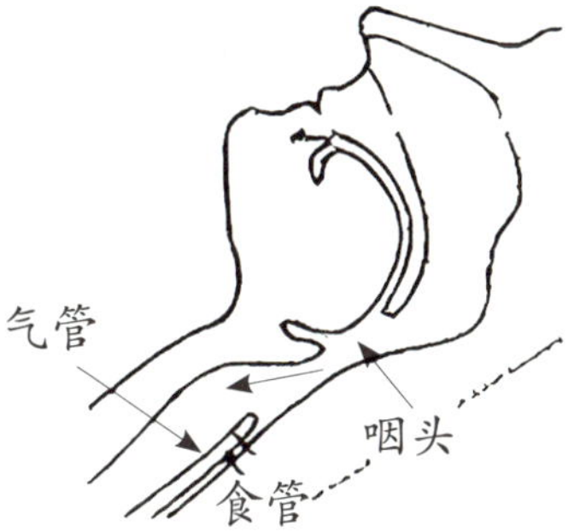

错误位置：易误咽

3. 每次鼻饲量不超过200毫升，缓慢推注，推注50毫升不少于3分钟，两次注入间隔时间大于2小时。

4. 鼻饲完毕封闭胃管末端活盖，防止空气进入造成胃胀气。

5. 保持胃管通畅：鼻饲前后用少量温开水冲洗胃管，如果发现胃管堵塞，应及时通知护士处理，避免在鼻饲过程中因胃管堵塞导致呛咳。

6. 加强口腔护理：留置胃管的患者无法通过口腔进食，容易导致口腔干燥和细菌滋生。因此，应加强口腔护理，定期清洁口腔，保持口腔湿润和清洁，减少细菌滋生，降低呛咳的风险。

7. 在鼻饲结束后，尽量避免进行吸痰操作，鼓励并协助患者进行肢体活动，定期给予按摩护理。

小贴士

留置胃管防呛咳，胃管保证在胃内。

床头摇高很重要，保持通畅真安全。

控制速度和数量，口腔清洁防感染。

思考题

桂奶奶在喂食的过程中发生了呛咳。

1. 滨滨护理员是否可以继续喂食？为什么？

2. 遇到上述情况时滨滨护理员应该怎么做？

（翟婉春、刘足、莫雪琼、黄利宾、黄晓莲、杨捷）

第五节　留置尿管观察事项

学习目标

（1）了解留置尿管的作用。

（2）熟悉留置尿管需观察事项。

（3）掌握留置尿管的日常护理。

留置尿管是临床诊断和治疗的基本技术之一，广泛应用于排尿困难、麻醉、术后及需尿量观察患者，是急、危、重症患者诊治的护理措施之一。留置尿管不仅减轻了患者因排尿障碍所引发的不适，同时避免患者局部皮肤刺激，减轻患者痛苦。

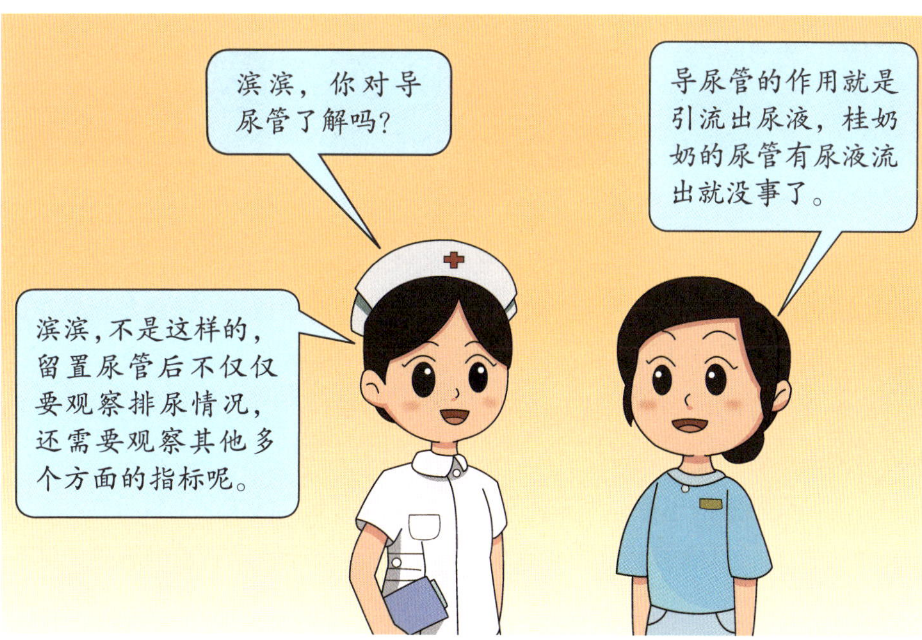
滨滨，你对导尿管了解吗？
导尿管的作用就是引流出尿液，桂奶奶的尿管有尿液流出就没事了。
滨滨，不是这样的，留置尿管后不仅仅要观察排尿情况，还需要观察其他多个方面的指标呢。

一、留置尿管需要的观察要点

1. 观察尿液的颜色、性状和排尿量。正常的尿液为清亮、淡黄色，如为深黄色，应与喝水量有关；如果出现红色、酱油色、浑浊等异常颜色及形态，或尿液中有沉淀物、结晶等情况，都应及时报告医生处理。同时，对于有些患者需要记录每次排尿的量，观察排尿量是否正常，有无少尿、无尿等情况。

2. 注意导尿管是否通畅，有无堵塞、弯曲等情况，以及排尿是否顺畅。尿管通畅度对尿液的引流和膀胱的功能有重要影响。

3. 观察导尿管旁是否漏出尿液，漏尿的原因可能与尿管插入过深或过浅、尿管堵塞等有关。同时，如果患者出现膀胱刺激症状，如尿频、尿急、尿痛等，或者尿路感染症状，如发热、腰痛等，也应及时报告医生处理。

二、做好留置尿管的日常护理

1. 避免导尿管及引流管扭曲。

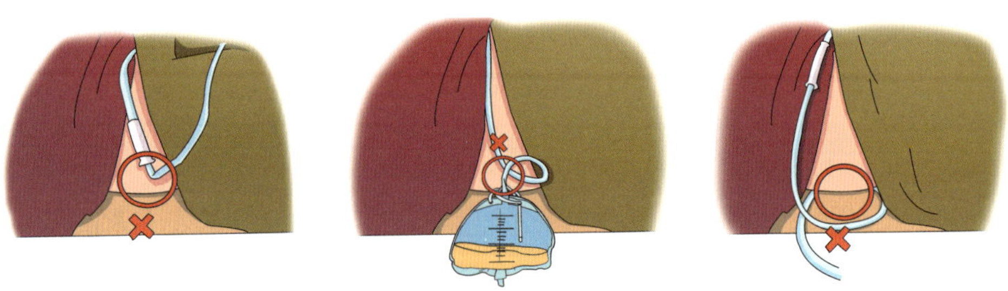

2. 集尿袋始终低于膀胱水平，且避免接触地面。

3. 应当使用个人专用的收集容器及时排空集尿袋中尿液。排放集尿袋中的尿液时，要遵循无菌操作原则，防止尿袋开放活塞接触未灭菌的集尿容器。

4. 每日洗澡时使用清水或 0.9% 氯化钠水溶液（即生理盐水）清洁尿道口、尿道口周围区域和导管表面。

5. 需冲洗膀胱的患者，应多补充水分，在病情允许的情况下每日饮水量在 2000 毫升左右，以确保膀胱内沉淀物得到稀释，提升导尿管通畅程度，减少感染。

6. 患者离床活动时，导尿管及集尿袋应妥善安置。

7. 搬运时夹闭引流管，防止尿液逆流。

小贴士

这根小小导尿管，几招教您来护理：
尿色形状要看清，尿量频率要记准，
排尿顺畅心情好，患者舒适您安心。

思考题

桂奶奶身上留有导尿管，医疗护理员应该怎么做好导尿管护理工作？

（翟婉春、刘足、莫雪琼、黄利宾、黄晓莲、杨捷）

第七章
安全用药：用药护理小贴士

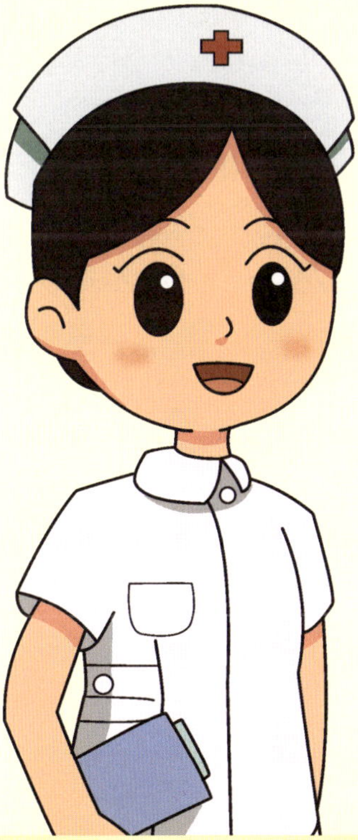

扫码获取更多资源

第一节　用药误区，你知道多少?

学习目标

（1）了解老年人用药的心理。

（2）熟悉老年人用药常见误区。

（3）掌握老年人常规用药原则。

随着老龄化社会的到来，慢性疾病患病率也在逐年提高，老年人常同时患有多种慢性疾病，以高血压、糖尿病、冠心病、脑卒中、慢性阻塞性肺疾病、慢性肾脏病等最为常见，因此常需服用多种药物。此外，老年患者还常出现神经衰弱、营养不良、睡眠障碍、认知功能下降、慢性疼痛、焦虑抑郁等老年综合征，使病情复杂化，加之老年人心理调节能力和生理机能都有衰退，因此老年人的疾病治疗和药物使用需更加小心谨慎。

老年人生理特性主要表现为身体机能下降，新陈代谢缓慢，对药物的吸收、代谢和排泄能力相对较弱。因此，老年人在选择药物时需要特别谨慎。研究显示，老年人常多病共存，需要多药联合治疗，导致药品不良反应发生率高、服药依从性差等问题。如不科学服药，将导致药物相互作用、发生药品不良反应，从而影响疗效。因此，老年人要了解自己的身体状况和所患疾病，选择适合自己的药物，这是老年人安全用药的基础。

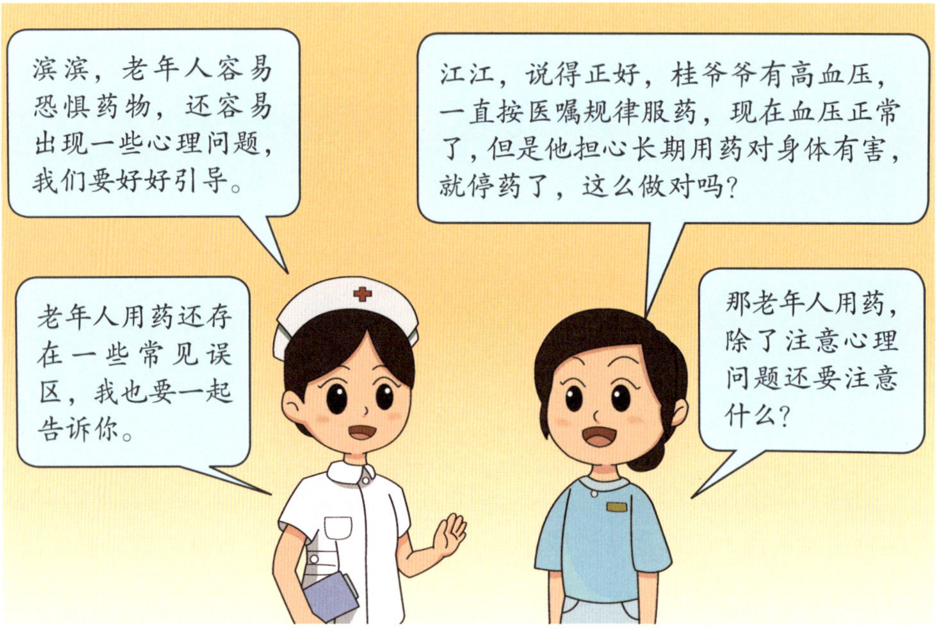
滨滨，老年人容易恐惧药物，还容易出现一些心理问题，我们要好好引导。
江江，说得正好，桂爷爷有高血压，一直按医嘱规律服药，现在血压正常了，但是他担心长期用药对身体有害，就停药了，这么做对吗？
老年人用药还存在一些常见误区，我也要一起告诉你。
那老年人用药，除了注意心理问题还要注意什么？

一、老年人用药的心理

1. 老年人普遍存在对药物的恐惧。老年人对事对物皆持谨慎态度，对药物亦是如此。他们担心药物的不良反应会导致病情加重或出现新的疾病，严重者或可危及生命安全。这种恐惧心理往往来源于老年人对药物的认识不深、不全面，或者是有过不愉快的用药经历。所以，我们需要通过宣传教育等方式，帮助他们正确认识药物的作用及正确使用方式，消除恐惧心理。

2. 老年人有明显的药物依赖心理。由于一些慢性病，老年人需长期服用药物。长期服药容易导致他们对药物产生依赖，进而影响他们的生活质量。所以，我们需要引导老年人正确看待药物的作用，合理用药，减少药物依赖。

3. 老年人易出现焦虑、抑郁等心理问题。这源于他们受疾病的困扰和生活压力的增加，容易让他们产生消极心理，从而影响到用药效果和生活质量。所以，我们需要关注老年人的心理健康，提供心理支持，帮助他们克服消极心理，积极应对疾病和生活压力。

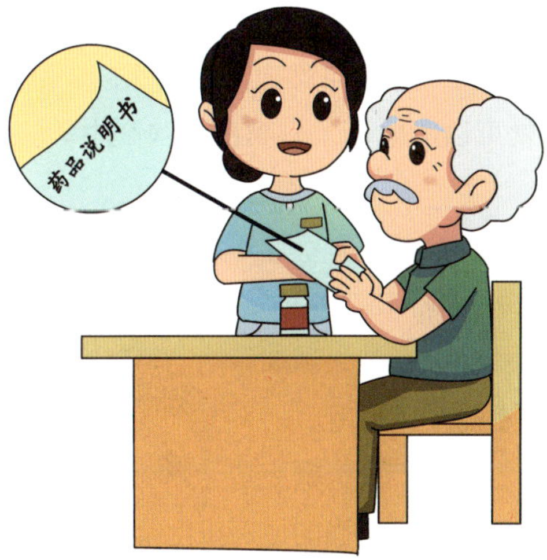

二、老年人用药常见误区

1. 擅自增减停药。有些老年人认为药物剂量越大效果越好，便随意增加药物剂量导致药物过量，增加药物不良反应发生风险，甚至危及生命；同样，有些老年患者自认为病情已有好转，随意减少服药剂量或停药，导致原有疾病复发甚至加重。因此，老年患者服药切忌自行调整服药剂量，须遵医嘱按时按量服用药物。

2. 盲目服用补药、保健品。有些老年人轻信广告宣传或“民间养生秘诀”，未经咨询医生就购买各种补药或保健品。部分药品价格昂贵，且疗效有限，不但浪费钱，多种药物同时服用还可能发生相互作用，长期服用易出现严重副作用，导致病情延误或药物中毒，得不偿失。所以，老年人身体不舒服时应去正规医院检查治疗。

3. 轻信他人治疗方案、药物。一些亲戚或朋友出于好心，可能会将自己用药效果好的方法或药物推荐给他人，但这种方法或药物对于其他老年患者并不一定适用。同一种疾病可因病因不同、分型不同、病情严重程度不同等情况，治疗方案也不尽相同。因此须去正规医疗机构明确诊断后，在医生和药师指导下正确使用药物，不能因为别人用了效果好，就跟风随意服药或换药。

4. 因可能出现的副作用而抗拒服药。其实，正规药物均经过严格临床试验，在医生和药师的正确指导下服用后，出现的不良反应大都轻微可控并可耐受。

5. 无症状不吃药。有些老年人虽然血糖、血压高，但没有明显不适症状，自我感觉良好，以为就可以不吃药，直到出现脑卒中等脑血管意外时才有感觉，但为时已晚。

6. 药片难咽，掰开研碎服药。有些老年人觉得药片太大难以下咽，将药片掰开研碎，或将胶囊中的颗粒倒出服用。部分药品确实可以这样服用，但对缓释制剂、控释制剂、肠溶制剂、包衣制剂等则不可随意掰碎或嚼碎，在服药前应咨询医生和药师，按正确方法服用。

7. 服药随意。有些老年人不按医嘱服药，影响治疗效果。要想使机体对药物能较快而完全地吸收，并达到适当的血药浓度及最佳治疗效果，应在规定时间内给予恒定剂量，即强调服药的时效性。例如，降压药一般应在晨间服用；对胃有刺激性的药品应在饭后或饭中服用；降血脂药宜在睡前服用。

8. 定期更换药物。老年患者所服用的药物，如果病情已得到控制且无明显不良反应，不建议随意更换。若确需更换药物，应咨询医师或药师。

9. 滥用药物。部分老年人认为维生素是万能补药，无毒副作用，可随意服用，但一般情况下人们只要饮食均衡，便无需额外补充维生素。另有部分老年人对抗生素过分依赖，出现感冒、腹泻等相关症状后便擅自服用，实际上此类症状并非全由细菌感染引起，部分感冒或腹泻是由病毒引起，因此，患者应在病因明确的情况下按医嘱服用药物。还有部分老年人仍持有中药无毒、无副作用的观点，但其实所有药物都有一定的毒副作用，滥用中药也会造成身体机能损害，中药必须在中医辨证理论指导下使用，切忌滥用。

10. 不健康的生活方式。有些老人认为药是万能的，抱着只要服药就可以大吃大喝的态度，结果导致血压、血糖、血脂无法控制。因此，药物治疗与良好的生活方式缺一不可，老年患者尤其需要低盐、低脂饮食，戒烟限酒，并避免剧烈运动。

三、老年人安全用药原则

1. 受益原则。老年人应充分评估药物的风险和获益，保证利大于弊。比如老年心房颤动患者存在血栓栓塞风险，服用抗凝药物后出血风险增加，此时则要慎重评估缺血风险和出血风险，若使用抗凝药物临床获益大于出血风险，则需坚持抗凝治疗；若出血风险大于缺血风险，则应积极纠正出血危险因素后再启动抗凝治疗。

2. 选药原则。老年人选药需要谨慎，除考虑疗效外，还需兼顾不良反应，避免使用老年人忌用或慎用的药物，防止滥用保健品、中药等。

3. 个体化原则。依据老年人的生理特性，从小剂量开始，逐渐调整药物剂量。对于某些特殊药物，如华法林、地高辛等，需依靠血药浓度监测确定或调整给药剂量。

4. 优先治疗原则。老年人常多病共存，为避免使用不同药物，突发急症时，应优先处理危及生命的问题。

5. 简单原则。老年人用药要少而精，尽量减少用药种类，控制在 5 种之内，对疗效不佳或耐受性差的药物可考虑停药。

6. 小剂量原则。因老年人代谢慢，药物容易在体内蓄积，导致部分药物安全范围缩小。应采取小剂量给药原则，缓慢增量，最终达到理想的治疗效果。

7. 择时原则。老年人应选择在合适的时间用药。比如高血压药物建议晨起空腹服用；阿卡波糖需和食物一起咀嚼服用；糖皮质激素有昼夜分泌规律，一般在早晨服用。

8. 暂停用药原则。无用药指征时应果断停药，若服药过程中出现不适，要考虑是否为药物不良反应以及是否耐受，必要时及时就医并调整治疗方案。

9. 非药物原则。改善老年人生活方式，包括合理饮食、适当运动，努力保持心情愉快，戒掉不良嗜好，保证睡眠，促进科学、规律的生活。

10. 用药依从性原则。提高老年人用药的依从性，最好使用一天一次的药物；使用专用药盒，做好标识，按早、中、晚依次放好药；按时提醒并督促老年人用药。

总之，合理安全用药对老年人疾病的控制和康复至关重要。医疗护理员要帮助老年人增强安全用药意识，掌握合理用药原则，避免用药误区。

桂奶奶经过规律服用降压药后，自觉无其他不适就擅自停药，这是她对用药存在的一种误区，是不可取的。

小贴士

1. 遵医嘱用药。
2. 认真保管处方与说明书。
3. 详细辨别不良反应。
4. 建立用药备忘录，定好闹钟。
5. 购买小药盒，家人监督协助。
6. 将药盒放于显眼的位置。

思考题

1. 老年人常见用药十大误区包括哪些？
2. 老年人用药需遵循哪些原则？

（覃金兰、杨春榕、刘足、黄利宾、周海云、黄江婕）

第二节　抗生素不是“万能药”

学习目标

（1）了解抗生素的作用。

（2）熟悉滥用抗生素的危害。

（3）掌握抗生素的正确使用方式。

老年人对于抗生素的态度常呈现两极分化，部分老年人认为抗生素是“万能药”，过分依赖抗生素，哪怕是普通的感冒、发烧、喉咙痛也会服用；还有的老年人认为抗生素副作用大，不管是否需要都拒绝接受。这两种态度都不可取，老年患者应根据病情需要，遵医嘱服用抗生素，不得滥用也不应盲目抗拒服用抗生素。

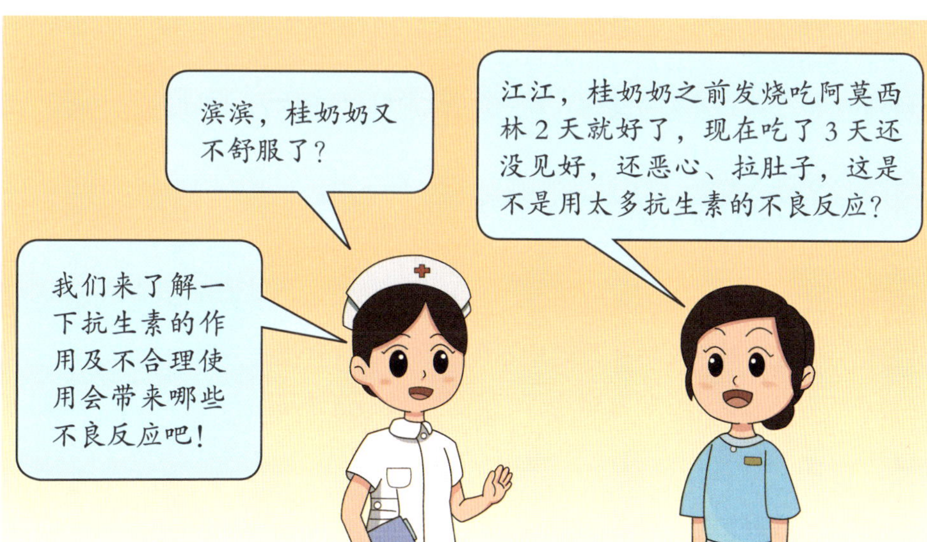

在一些老年人心里，虽然抗生素不能和灵丹妙药相提并论，但是也相差无几了，只要不舒服他们就会服用抗生素。难道它真的有这么灵？让我们一起走进这个所谓的“万能药”——抗生素。

一、抗生素的定义

抗生素以前又叫抗菌药物，主要用于由微小病原体（如细菌、支原体、衣原体）等感染引起的疾病，具有抑菌和杀菌的作用。

抗生素≠消炎药，因为它并不是针对炎症本身，而是针对引起炎症的各种微生物病原体，通过抑制或杀灭这些微生物病原体的生长产生所谓消炎作用。抗生素只对一些由细菌引发的炎症有效，对病毒引发的感染是无效的。因此，应合理使用抗生素，重视抗生素的毒副作用。

二、滥用抗生素的危害

1. 耐药。滥用抗生素最大的危害是耐药。过度使用抗生素，会助长致病菌的耐药能力，抗生素在杀灭普通细菌的同时，会使一些抗药性的致病菌得以存活，并开始肆意生长。加之药物的长期刺激，会导致一些致病菌变异，变成耐药菌株。这些耐药菌株会被其他细菌所获得，同时也会遗传给下一代细菌，出现“超级细菌”，导致抗生素的使用效果变得越来越差，甚至无效。

2. 重复感染。如果患者长期依赖广谱抗生素，敏感菌群会受到抑制，另一些不敏感的菌群，如真菌等，就会借机大量繁殖，使患者出现二重感染。临床上的氯霉素、四环素等抗菌药，都比较容易引起二重感染，不仅很难治疗，而且也会大大增加患者的死亡率。

3. 毒副作用。俗话说“是药三分毒”，抗生素本身也是一种药物，滥用的话容易产生不良反应，如恶心、呕吐、腹泻、过敏性皮疹等；部分抗生素如庆大霉素等氨基糖苷类还存在耳毒性、肾毒性，不合理使用会造成患者听力和肾脏损伤；红霉素等大环内酯类使用不当也会造成肝肾损伤；磺胺类药物易沉积在肾小管内形成结石，阻塞肾小管、输尿管或损伤尿路黏膜导致血尿，滥用可能造成泌尿系统损伤。

三、合理使用抗生素的原则

1. 有明确细菌感染指标才使用抗生素，病毒感染不宜使用抗生素。

2. 能口服尽量不注射。

3. 能局部用药则不全身用药。

4. 能用一种抗生素解决的不要用两种抗生素。

5. 能用窄谱的抗生素就不用广谱抗生素。

6. 使用抗生素时要遵医嘱，按疗程和剂量服用，不能擅自停药或加大剂量，因疗程不足便擅自停药则无法完全杀灭致病菌，且更容易产生耐药。

总之，抗生素不是“万能药”，而是一把“双刃剑”，只有科学合理使用抗生素才能达到良好的治疗效果。

小贴士

合理使用抗生素，建议做到“三不”：不自行使用抗生素，若需使用必须遵医嘱；不主动要求医生提供抗生素；不随意超剂量服用抗生素。此外，必须使用抗生素来医治时，需向专业医生咨询服用剂量和时间。

思考题

1. 过分依赖抗生素可能会带来什么危害？

2. 如何正确使用抗生素？

（覃金兰、杨春榕、刘足、黄利宾、周海云、黄江婕）

第三节　多吃药就能快快好?

学习目标

（1）了解多种药物一起吃的危害。

（2）熟悉多重用药的误区。

（3）掌握含有同种成分药品不要重复服用的原则。

有人认为药吃得越多，作用会更强，疗效会更好，病也好得会更快，这种想法其实是错误的。如果超过药物安全剂量范围服用，轻则会产生不良反应，重则会造成中毒，甚至危及生命。

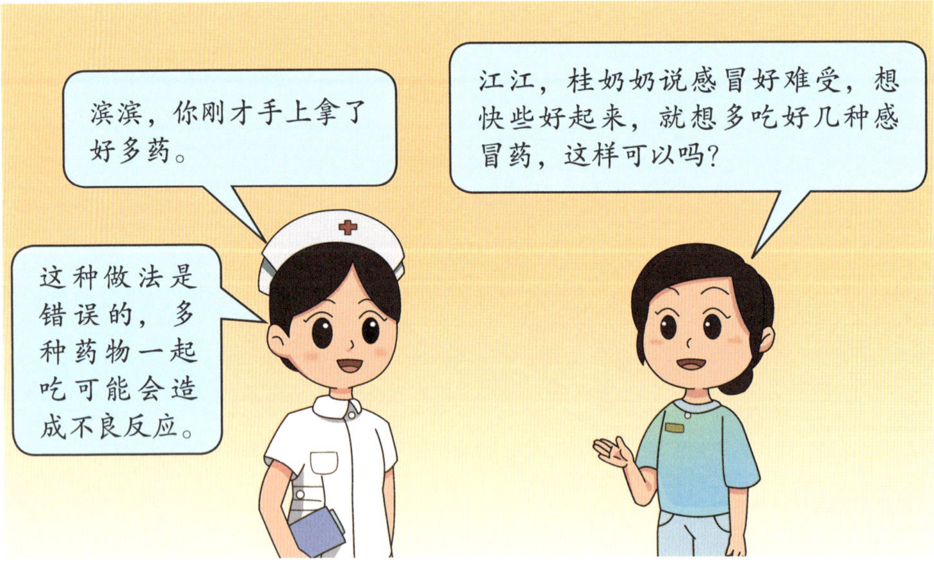
滨滨，你刚才手上拿了好多药。
江江，桂奶奶说感冒好难受，想快些好起来，就想多吃好几种感冒药，这样可以吗?
这种做法是错误的，多种药物一起吃可能会造成不良反应。

一、合用多种药物的不良反应

合并用药种类越多，药物间发生相互作用的可能性就越大。根据流行病学的调查统计，合并使用 5 种药物的不良反应发生率为 3.5%；6 ～ 10 种为 10%；10 ～ 15 种增加到 28%；同时使用 16 ～ 20 种药物，发生不良反应的机会会猛增至 54%。如果同时吃进 10 ～ 20 片不同的药片，患者的体内就像是一个反应罐，各种药物都在发挥作用，这样不仅影响原有的疗效，也会危害人体健康。

二、常见用药误区

1. 误区一：同时服用多种感冒药。很多感冒药里都含有对乙酰氨基酚这种成分，它需要通过肝脏代谢。不同的感冒药混搭着吃，或者同一种感冒药超剂量服用，不仅不会加速病情好转，反而可能因为对乙酰氨基酚摄入过多导致肝衰竭甚至死亡。药物种类越多，不良反应发生的概率越高。含同种成分的药品不要重复服用。

2. 误区二：中成药、西药混合服用。有些中成药表面看是中药，实际上是中西药混合制剂，如降糖药消渴丸含西药成分格列本脲，与其他降糖药联用时，剂量叠加，会增加不良反应的发生风险增加甚至危及生命。若同时服用中成药、西药须看好成分，以免剂量重叠。

3. 误区三：同时服用多种抗生素。抗生素类药物如阿莫西林和头孢类抗菌药，其作用原理类似，抗菌作用也基本相同，合用的话属于重复用药，并可能会导致腹泻、恶心、呕吐、皮疹等不良反应，且易产生细菌耐药性。尽量不要同时服用多种药物，避免药物相互作用。

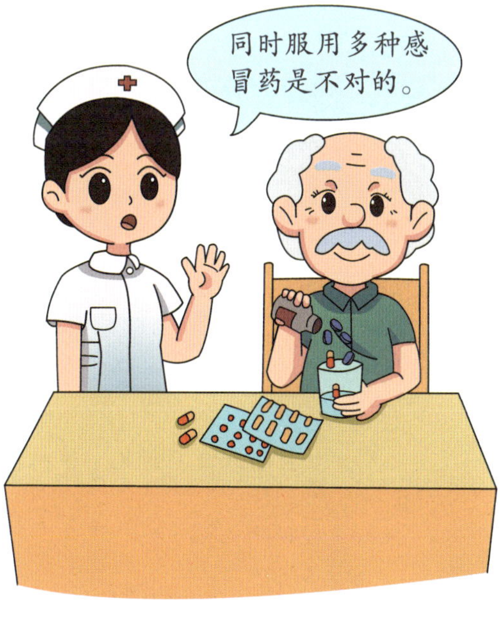

三、用药指导

1. 吃退烧药的时间。体温在 37.5 ～ 38.5℃之间时，优选物理降温，当体温升至 38.5℃以上时可考虑使用退烧药。对于一些有基础疾病或症状较重但体温未达 38.5℃的发热患者，如果出现精神萎靡或合并其他系统症状，也可谨慎服用退烧药。退烧药使用一般不应超过 3 天，若服用 3 天后症状仍未得到缓解，建议到正规医疗机构就诊。退烧药并不是吃得越多就恢复得越快，如果超量服用或叠加多种退烧药，肝脏或其他脏器可能会受到损害，因此一定要仔细阅读药品说明书或在咨询医师、药师后服用。尤其是肝、肾功能不全和胃肠道疾病患者，用药必须严格遵医嘱。

2. 避免同时服用多种中成药。连花清瘟胶囊、清开灵、蓝芩口服液等中成药选择一种即可，没必要两三种一起服用，因为它们都含有清热解毒类的苦寒药，叠加使用易伤脾胃，引邪深入。另外，宜“小量频服”，即增加服用频率而不是增加剂量与种类。

总之，擅自增加药量会增加药物不良反应的发生风险，只有按医嘱合理用药，才能起到药到病除、增进健康的作用。

小贴士

1. 用 1 种药能治的病就不用 2 种药。

2. 含有同种成分的药品不要重复服用，需要在医生或药师指导下合理用药。

3. 切忌随意合并用药。

思考题

桂奶奶患多种病，看多科医生，开多种药，能一起全部吃吗？

（覃金兰、杨春榕、刘足、黄利宾、周海云、黄江婕）

第四节　老年人要每天吃钙片吗？

学习目标

（1）了解钙的作用，老年人缺钙的症状。

（2）熟悉补钙的几个误区。

（3）掌握老年人科学补钙的方法。

钙是我们人体不可或缺的重要常量元素之一，绝大多数的老年人都知道钙质的重要性，有补钙的习惯，部分老年人有天天吃钙片的习惯。

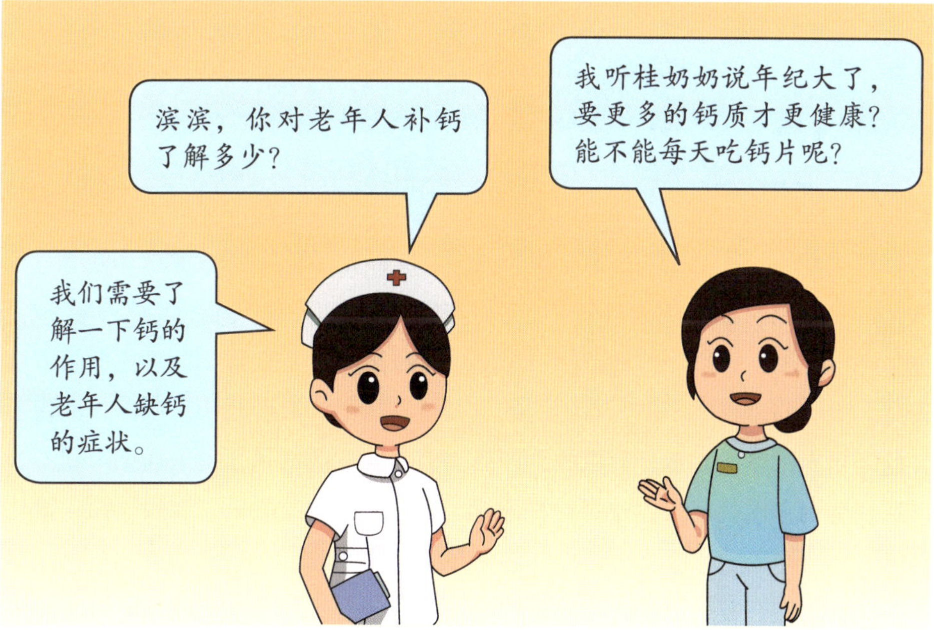

随着年龄的不断增长，身体中的钙流失也会加重，一旦缺钙就容易导致骨质疏松，继而出现骨折、驼背、腰背疼痛等症状。在我国 60 岁以上老年人中，因为缺钙导致的骨质疏松发生率接近 40%。其中，男性发病率约为 23%；女性发病率更高，约为 49%。为减少骨质丢失，维持骨量的平衡，补钙一直被人们认为是经济且有效地防治骨质疏松和预防骨折的方法。老年人补钙主要的途径：一是饮食摄入，二是服用钙剂，三是运动补钙。下面做详细介绍。

一、饮食摄入

首先通过平衡膳食摄取适量的钙是最经济、安全、合理的补钙方法。日常生活中富含钙的食物包括以下几类：

1. 牛奶及奶制品：每天喝一杯牛奶（250 毫升）+ 一杯酸奶（125 毫升），基本上就满足了人体近一半的钙需求量。

2. 豆类及其制品：大豆是高蛋白食物，含钙量也很高。特别是发酵后的豆制品，营养更丰富，老年人不妨多吃些豆制品。

3. 鱼、虾、贝等海鲜类：属于高钙食物。比如河虾的钙含量约达到 325 毫克 /100 克。

4. 绿叶蔬菜：钙的重要来源。我们常见的许多绿叶菜比如小白菜、油菜、茴香、芫荽、芹菜、芥菜等，都是不可忽视的补钙蔬菜，其中油菜的钙含量可以达到 148 毫克 /100 克，算是绿叶蔬菜中钙含量比较高的。

二、服用钙剂

当从正常膳食中难以获得足量的钙时，可补充适量的钙制剂。

1. 有机钙对肠胃刺激性较小，适合老年人。如葡萄糖酸钙（钙含量 9%）、乳酸钙（钙含量 13%）、柠檬酸钙、醋酸钙（钙含量 25%）、戊酮酸钙等的溶解度较高，溶解的过程中不需要胃酸的参与，对胃肠的刺激性较小。所以，消化不良的老年人可以优先选择有机酸钙产品。但需要注意的是，糖尿病患者则不建议选择葡萄糖酸钙，可以选择柠檬酸钙。无机钙（如碳酸钙、磷酸氢钙、氯化钙等）含钙量高，胃肠道反应大，老年人服用时要慎重。

2. 钙剂应在餐后服用，可以最大限度地减少对消化道的影响，不容易发生胃不舒服或者便秘等症状。服用钙片前后尽量不要喝浓茶和酒，也不要吃生的蔬菜，这些食物里面含有让钙流失的成分，可以形成草酸钙结晶，不仅导致钙吸收困难，还容易形成结石。

3. 少量多次，一次不超过 500 毫克，补得太多利用率反而降低。建议选择

100～300毫克的钙片，每天分两三次吃，比如早上一次200毫克，晚上一次200毫克，不要一次吃太多。

4. 老人可选择易吞咽的补钙产品，比如细长的小钙片、小粒的咀嚼片、粉状的补钙产品等。

三、补钙误区

1. 很多人认为，补钙越多越好，事实上，钙对于人体并非越多越好，人体每天可以利用的钙质是有限的，如果摄入过多，多余的钙质会通过粪便、尿液排出体外。过量补钙还可诱发便秘，对健康构成不利影响。

2. 每天吃钙片就不会缺钙吗？老年人肾功能不是很好，如果天天吃钙片，导致钙质摄入过量，就会加重肾脏代谢负担，甚至可能导致病变，所以不宜天天服用钙片。如果钙不能被机体吸收，有可能形成草酸钙结石，过大的结石排不出去便会滞留在肾里，对机体损伤很大。

四、运动补钙

坚持每天进行户外运动，多晒太阳，锻炼身体，可以促进维生素D的合成，增加钙的吸收利用。老年人应尽量避免剧烈运动，因其骨脆性增加，易发生骨折，可以选择散步、打太极、拍打操、八段锦等适合老年人的和缓的锻炼方式。

选择钙剂需考虑其钙元素含量、安全性和有效性。如果补充不恰当，长时间超量地补充钙制剂，可能会引起便秘、急性胃肠道症状以及肾结石、骨质增生等疾病，严重的甚至会引起高钙血症，所以老年人要在医生的指导下合理适量补钙。

小贴士

1. 补钙过量会明显抑制铁、锌、镁、磷的吸收；导致血液中钙含量增加，加速动脉中沉积物的形成，增加血管钙化、心脏病的风险。

2. 人体摄入的钙主要来源于食物，所以应该多吃奶类、豆制品、绿叶菜等高钙食物。

3. 如果人体自身的肠道吸收功能不好，即使吃钙片也会缺钙。

思考题

桂奶奶总是腰酸背痛，怀疑自己骨质疏松，于是儿子给她买了很多钙片，说是年纪大了就得多补钙。桂奶奶每天都要吃钙片吗?

（覃金兰、杨春榕、刘足、黄利宾、周海云、黄江婕）

第五节 坚持“是药三分毒”，科学服药

学习目标

（1）了解药品使用的相关知识。

（2）熟悉用药遵循的原则。

（3）掌握服药的时机与方法。

患者到医院开了一大袋的药物回家，有的人会认真按照医生的嘱咐服药，有的人凭着自己的“经验”服用，有的人忘记服用，还在事后加量服用以“弥补过失”。那么到底怎么服药才科学？

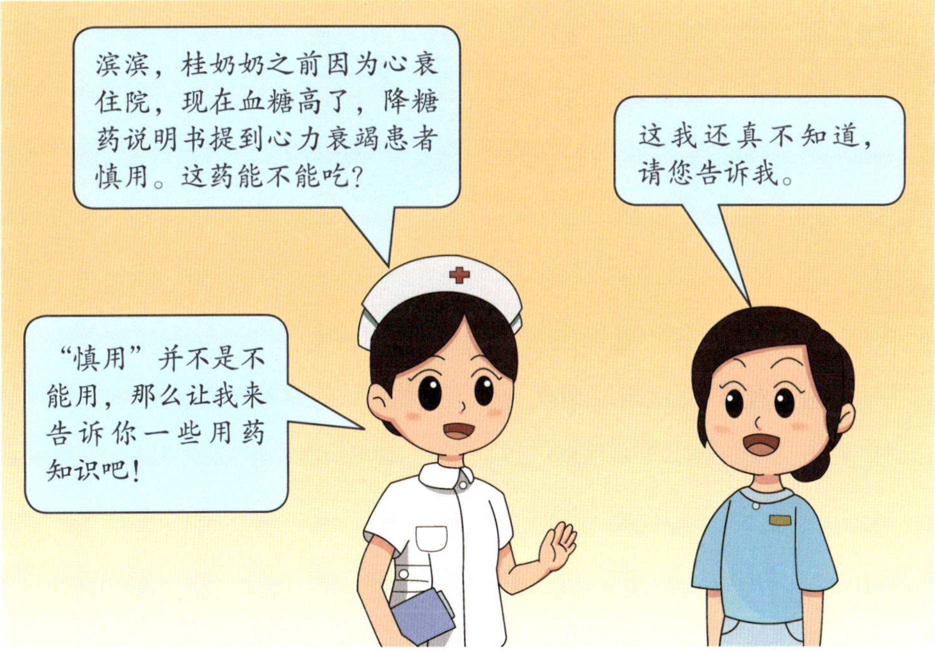
滨滨，桂奶奶之前因为心衰住院，现在血糖高了，降糖药说明书提到心力衰竭患者慎用。这药能不能吃？
这我还真不知道，请您告诉我。
“慎用”并不是不能用，那么让我来告诉你一些用药知识吧！

一、药物的“慎用”“忌用”“禁用”有何区别？

1.“慎用”是初级警告，指的是吃药前再仔细想想。这主要是用来警示自

行诊断、自行买药服药的人。比如怀孕的人，服药前要考虑对胎儿的影响；小孩、老人还有心脏、肝脏、肾脏功能不好的人，服用药品时需要特别小心。

2.“忌用”是指这个药品不太适合使用，或者应该尽量避免使用，使用后可能会出现明显的不良反应或不良后果。但如果病情危急时，医生也可能在权衡利弊后使用，并且会采取一些措施来减少不良反应的发生。

3.“禁用”就是绝对不能使用这个药品。这是严厉警告，绝对不能用。

二、用药应遵循的原则

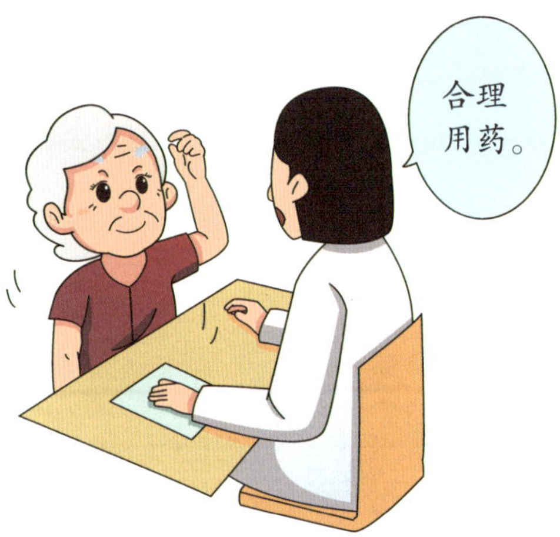

1. 遵守“能不用就不用，能少用就少用；能口服不肌注（即肌肉注射），能肌注不输液”的原则。

2. 阅读药品说明书，特别注意药物的使用注意事项。

3. 严格遵医嘱对症服用处方药，任何药物都可能有不良反应。

4. 遵医嘱服药，不可擅自盲目用药。

三、什么时间服药效果最好？

要求餐前服用的药品，可不可以餐后一起吃？注明空腹、餐前服用的药物，服用时间是不一样的；不同时间服用，药效是不一样的。吃药的最佳时间应根据药物种类和性质决定，一般药品说明书都会注明服用时间。为了保证药效平稳，最好保证每天服药时间相同。

1. 空腹：指饭前 1 ～ 2 小时或餐后 2 小时服用。如驱虫药、盐类泻药。

2. 饭前：一般指饭前 15 分钟至 1 小时服用。如促胃动力药、胃黏膜保护剂、抑制胃酸分泌药等。

3. 饭时：随餐服用。如助消化药、利胆药、降糖类药物。

4. 饭后：餐后 30 分钟。如罗红霉素等抗生素类。

5. 睡前：睡前 30 分钟。如安眠药。

6. 晨服：早餐前空腹服，半个小时后再用餐。如左甲状腺素钠片。

四、服用药物的频次

1. 每日一次（qd）：通常是指每天早上或晚上服用一次，也可以在医生规定的某个时间段服用，并坚持每天都在相同的时间服药。

2. 每日两次（bid）：通常是指每天早上和晚上各一次，时间间隔为 12 小时最佳。

3. 每天三次（tid）：一日三次服药。通常指一天 24 小时内，每间隔 6 ～ 8 小时服用一次药物，可使药物达到最佳治疗效果。

4. 必要时（sos）：必要的时候服用。如发生心绞痛时舌下含服硝酸甘油片；发烧到 38.5℃以上时服用布洛芬退烧。

五、用什么送服药物？

应用温水送服药物，切勿用茶、咖啡、饮料、牛奶、果汁等送服，服药期间禁止饮酒。

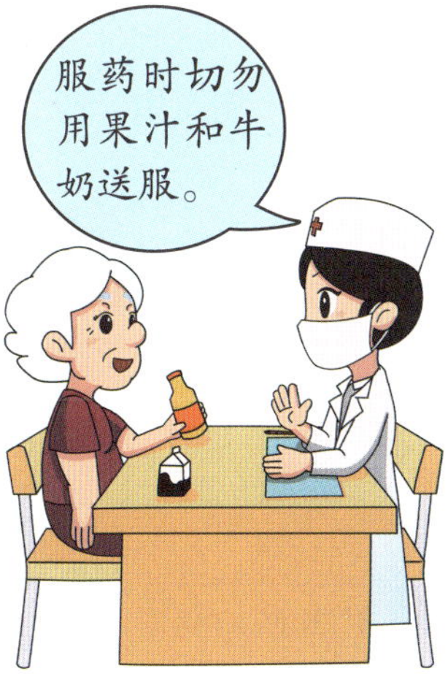

喝一两口水送服药物是错误的，对于大多数药物，建议用 100 ～ 200 毫升的温水送服，也就是普通纸杯的大半杯左右。足够的水分能让药物尽快进入胃肠道，促进药物吸收；同时避免药物停滞在食管损伤黏膜，还能防止一些药物在尿路形成结晶。

特殊情况：胃黏膜保护剂，在服药后 1 小时内尽量不要喝水，以免水分使药物稀释，无法在胃黏膜表面形成保护膜。糖浆剂通常需要黏附在咽喉部发挥止咳化痰作用，建议服用后半小时内不要喝水。

六、药品拆封后，可以使用多长时间?

药品开启后，应及时把开口封好存放在阴凉处，还需要注意保质期等注意事项。

1. 药品拆封后保质期会明显缩短，因为开封后的药品与外界接触，受潮、受热、光照等导致药物分解或被污染，不但影响药效，有些可能还会带来安全隐患。

2. 瓶装片剂和胶囊：拆封后不超过 6 个月。

3. 袋装的颗粒剂和粉剂：开封后不超过 24 小时。

4. 口服液体制剂如溶液、混悬剂和乳剂：开封后，如果瓶口及瓶盖未受污染，在室温下一般可保存 2 个月。

5. 糖浆剂：开封后在室温下的环境中，冬季可保存 3 个月，夏季可保存 1 个月。

友情提醒：在服药前，一定要仔细观察药品性状是否发生变化，性状发生变化的药品，即使未过保质期也不能使用。药品拆封后，建议标注一个拆封日期。

小贴士

1. 服用药品频率要记清。
2. 服药要规律。
3. 药品不能用饮料送服。
4. 药品注明开启时间，在有效期内使用。

思考题

桂奶奶需一天三次服用的药品，因中午外出忘服了，晚上服用的时候可以药量加倍吗?

（覃金兰、杨春榕、刘足、黄利宾、周海云、黄江婕）

第六节　掰开碾碎服药行不行?

学习目标

（1）了解常见不可掰开碾碎服用的药物。

（2）熟悉常见可掰开服用药品。

（3）掌握如何判断药品可否掰开或碾碎。

在服药时，不少患者都有这样的疑惑：“药片太大了，吞咽困难，能不能掰成小块吃？”“胶囊能不能打开来取出里面的药粉吃？”还有些患者因为插了胃管，需要把药片研碎后通过胃管“打下去”，便担心“研碎药片会影响疗效吗？会不会有别的风险？”药片到底能否掰开碾碎服用呢？下面我们就来聊聊吃药这件事吧。

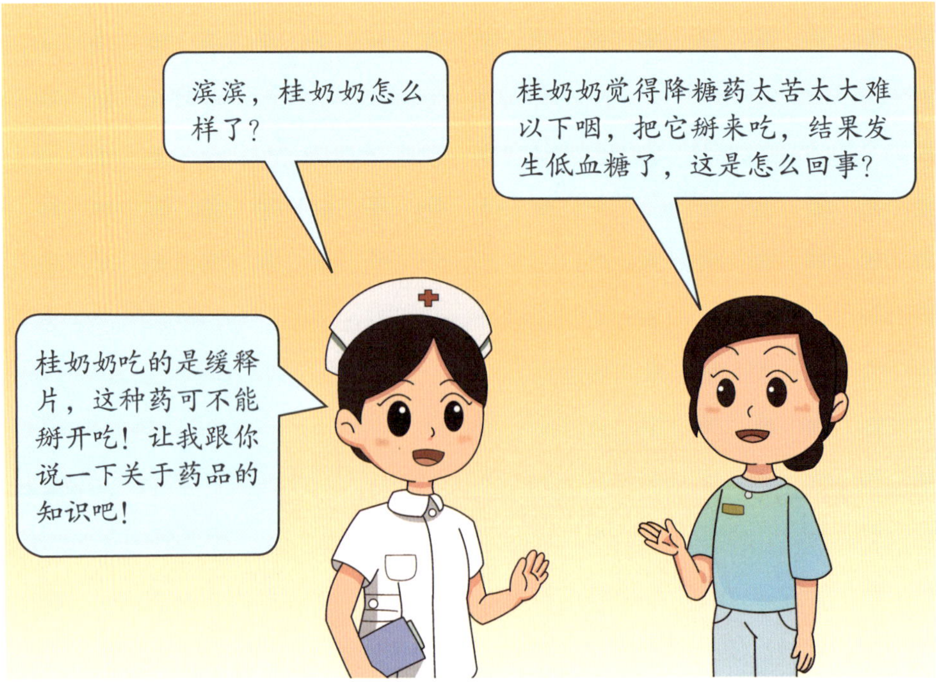
滨滨，桂奶奶怎么样了？
桂奶奶觉得降糖药太苦太大难以下咽，把它掰来吃，结果发生低血糖了，这是怎么回事？
桂奶奶吃的是缓释片，这种药可不能掰开吃！让我跟你说一下关于药品的知识吧！

一、常见不可掰开服用的药品

1. 缓控释片：硝苯地平控释片、格列齐特缓释片等缓控释制剂，是通过添加的一层高科技的“外衣”，使得药物缓慢平稳地释放而被人体吸收。如果掰开服用，破坏了这层外衣，药物快速溶解，就会造成体内药物浓度瞬间快速上升，导致出现不良反应，甚至还会药物中毒。

2. 肠溶片：阿司匹林肠溶片、艾普拉唑肠溶片等肠溶包衣制剂，外层包裹一层特殊的外衣，这层外衣能保证药物到达肠道后才被溶解、吸收，发挥药效。如果掰开服用，药片在胃中即可溶解，从而刺激胃黏膜，导致不良反应发生。

3. 包衣片：双氯芬酸钠片、米索前列醇片、多酶片等为普通包衣片，主要包括糖衣片和薄膜衣片，主要是为了避免胃酸破坏、改善片剂外观、掩饰不良气味、防潮避光以增加药物的稳定性等。若掰开或碾碎，不仅会破坏药物的稳定性，影响药物疗效，还会导致不良反应。

4. 胶囊：胶囊壳不仅可以掩盖药物的气味和苦味，而且可以使药物进入胃肠再溶解，生物利用度较一般片剂好。若去掉胶囊壳直接服用里面的粉末或颗粒，会导致服用剂量不准确；内容物还可能存在不良气味，影响患者用药依从性；部分内容物会对胃产生刺激，严重者可致胃黏膜损伤等不良反应风险增加。

二、常见可掰开服用的药品

普通片、分散片（说明书有特殊说明的除外），特别是未包衣的普通片，一般是可以掰开服用的，这类的药片口服进入人体后就开始崩解释放，并在人体吸收后起效，掰开服用除用药剂量变化以外，对于药物的释放、吸收几乎没有太大影响。

三、如何判断是否掰开？

1. 看说明书。若说明书中有服用半片的用法，就可掰开，如果说明书中有“整粒吞服”“不可掰开或碾碎”的提示语，就只能整片服用。

2. 看刻痕。为了方便患者调整服用药物的剂量，部分可掰开服用的药物会有刻痕，可沿片面“中心线”完整分开，半片服用，但不能研碎或咀嚼。

总之，在服用药物之前，需要详细阅读药品说明书，若未找到服药提醒或不确定时，请咨询医生或药师。如果是鼻饲的患者，医生会根据患者的情况开具可掰开碾碎的药物。

小贴士

1. 看见“缓释”“控释”，不宜掰开吃。
2. 带“肠溶”字样，不要掰开服。
3. “包衣”不可掰，读“书”知性状。
4. 化疗药、靶向药，服用要注意。
5. 泡腾型颗粒剂应加温开水冲服。
6. 如果搞不清楚药品如何服用，请咨询医生护士。

思考题

桂奶奶在服药时发现很难咽下胶囊，于是她打开胶囊，只服下里面的药粉，丢弃了壳。作为医疗护理员，您觉得这样的做法正确吗?

（覃金兰、杨春榕、刘足、黄利宾、周海云、黄江婕）

第八章
“防微杜渐”：老年综合征护理

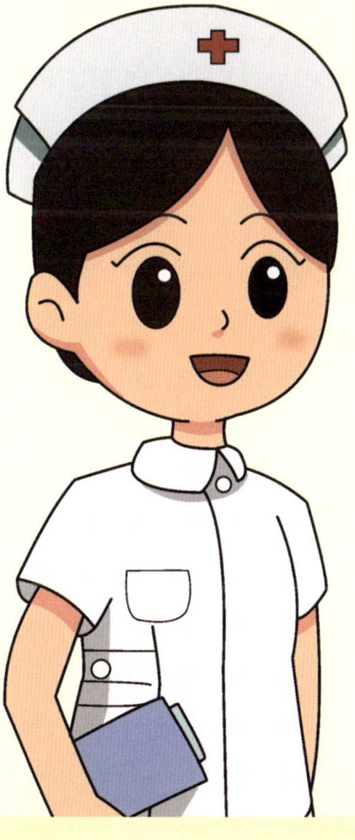

扫码获取更多资源

第一节 年纪大了晚上就会睡不好？

学习目标

（1）了解睡眠生理的意义。

（2）熟悉睡眠障碍的常见症状、原因及影响。

（3）掌握改善老年人睡眠的方法。

老年综合征是老年人群中常伴有的多种疾病或多种原因造成的一系列非特异性症状和体征的临床问题综合征，包括视力下降、听力下降、睡眠障碍、便秘、跌倒、认知障碍、尿失禁等，对老年人的生活质量造成严重影响，是老年人健康管理和照护的重要内容。

睡眠是人体生命不可缺少的生理需求，俗话说：“一夜好睡，精神百倍；彻夜难眠，浑身疲惫。”失眠对老年人身体的影响是多方面的，从免疫力到大脑功能都可能受负面影响。每天保持充足的睡眠，对维护身心健康非常重要。

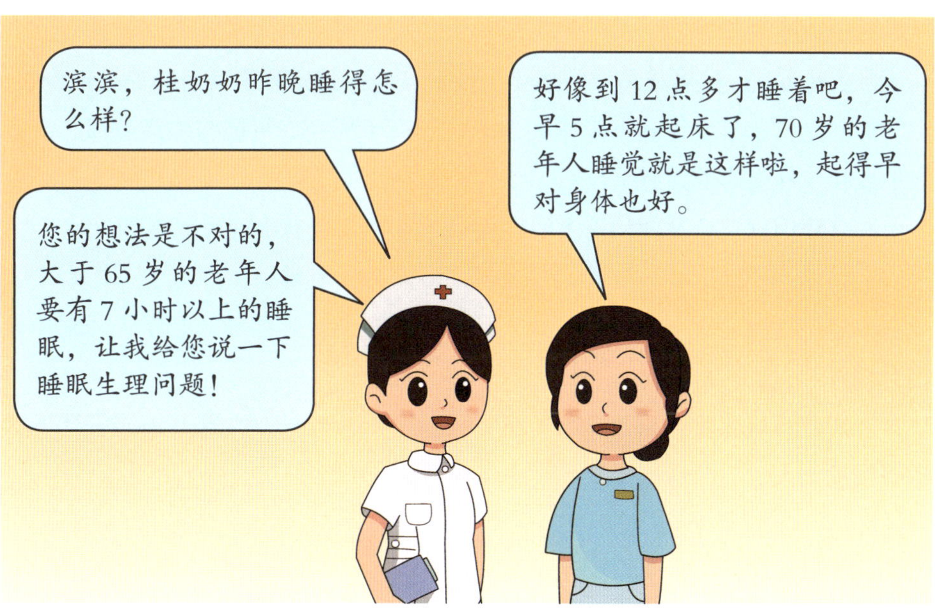
滨滨，桂奶奶昨晚睡得怎么样？
好像到12点多才睡着吧，今早5点就起床了，70岁的老年人睡觉就是这样啦，起得早对身体也好。
您的想法是不对的，大于65岁的老年人要有7小时以上的睡眠，让我给您说一下睡眠生理问题！

一、睡眠生理

在人的一生中，大约需要用 1/3 的时间来睡眠，睡眠是维持身体功能健康的重要因素。

1. 睡眠周期。人的睡眠时间应保持在 7 ～ 8 小时，分为入睡期、浅睡期、中睡期、深睡期、快速眼动期等五个时期。

2. 65 岁及以上的老年人，最佳睡眠时间为 6 ～ 8 小时，午休不超过 1 小时。

二、睡眠障碍的定义

睡眠障碍是指影响睡眠持续时长、入睡时间或睡眠质量的病症。

三、睡眠障碍常见症状

睡眠障碍常见的症状包括入睡困难、多梦、夜间睡眠时间短、夜间打鼾、睡眠浅、夜间惊醒、失眠、梦游、白天嗜睡等。

四、老年人睡不好的原因

1. 年龄：随着年纪的增长和器官功能的衰退，老年人的睡眠时间减少，睡眠能力也在逐渐减退。

2. 心理状况：独居或离异的老年人较易产生孤独感和不良情绪等心理疾病。

3. 性别：老年女性睡眠障碍的发病风险高于男性，可能与生活习惯、激素水平变化、性格等因素有关。

4. 疾病因素：合并两种以上慢性疾病的老年人更易出现睡眠障碍。

5. 运动：长期适量运动能促进老年人整体睡眠质量。

6. 经济状况：子女有稳定的收入、有退休金及医疗保障的老年人睡眠质量相对较好。

7. 居住环境：室内温度 22 ～ 26℃，湿度 45% ～ 65%，舒适的居家环境对睡眠帮助很大。

五、长期睡眠差对机体的影响

睡眠质量不佳会对个人的精神状态、抵抗力、情绪、智力、皮肤以及器官健康等多个方面造成负面影响。睡眠时翻来覆去、醒得过早也是睡眠不好的表现，需要加以注意。

六、让老年人安心入睡的方法

1. 做好饮食指导，合理膳食，营养均衡，不暴饮暴食。
2. 创造良好的睡眠环境。
3. 适当运动锻炼、放松身心。
4. 发现睡眠异常，及时寻求专科医生的帮助。
5. 遵医嘱使用安眠药，不得随意服用。

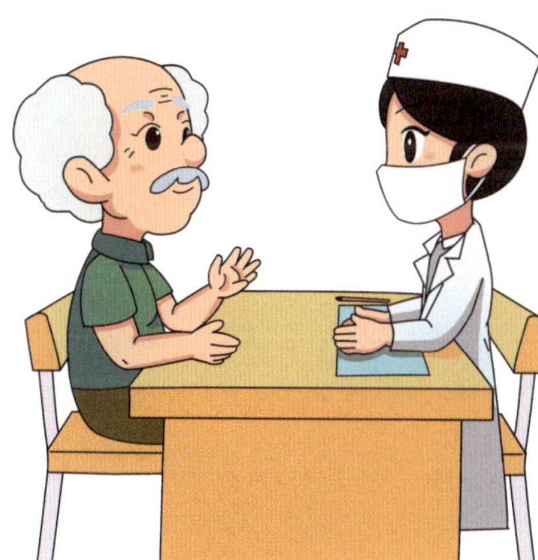

随着年龄增长，人体机体功能不断衰退，受躯体、心理疾病的干扰，老年人群更容易出现睡眠问题，长期睡眠质量下降会引发机体免疫力下降，诱发心脑血管疾病、骨质疏松症、糖尿病、阿尔茨海默病等，造成不可逆的病变。因此，医疗护理员在照护中要学会识别老年人睡眠障碍的常见症状，掌握改善老年人睡眠的方法。

小贴士

1. 重视老年人的睡眠问题，多陪伴、关爱老年人。

2. 老年人要规范就医，正确对待睡眠障碍，遵医嘱使用安眠药。

3. 睡前洗热水澡，用中药泡脚。

4. 保持固定的睡眠习惯和起床时间，建议15:00后不睡觉。

5. 适当运动，运动会使身体疲劳，有助于深度睡眠。

6. 睡前放松，不玩手机。

7. 夜间关灯睡觉，白天午休建议放下窗帘，避免卧室强光线。

思考题

怎样提高老年人睡眠质量？

（黄利宾、陈宇、韦红、张英华、文小芳、陈周林、陆梅春）

第二节 步伐蹒跚、乏力，可能是衰弱信号

学习目标

（1）了解衰弱的定义。

（2）熟悉衰弱的临床表现及危险因素。

（3）掌握衰弱的预防方法。

老年衰弱不是一种病，是一种老年综合征，是疾病前状态，会给老年人身体与心理带来双重的伤害与影响。

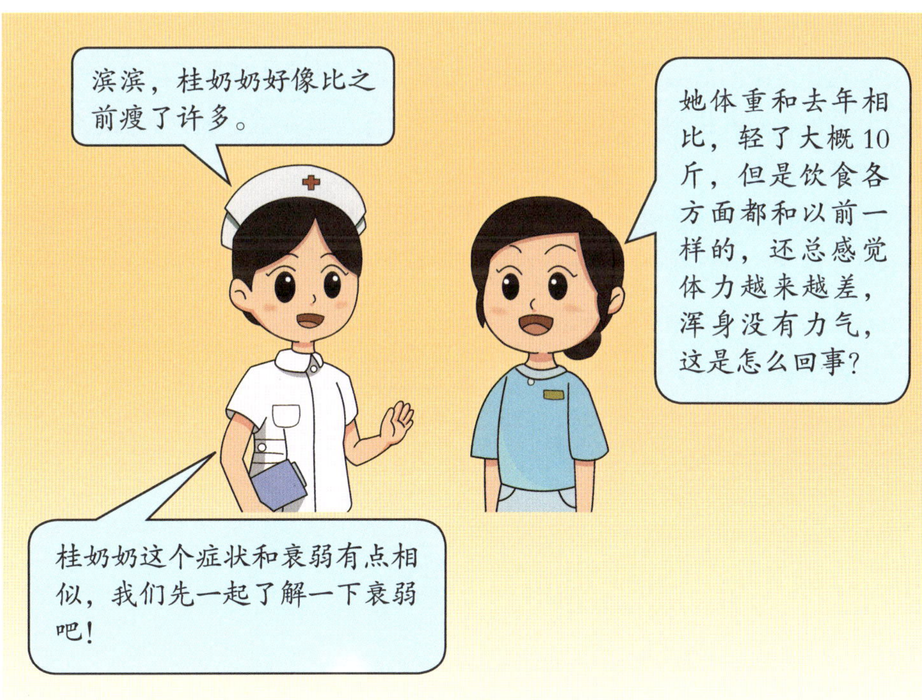
滨滨，桂奶奶好像比之前瘦了许多。
她体重和去年相比，轻了大概10斤，但是饮食各方面都和以前一样的，还总感觉体力越来越差，浑身没有力气，这是怎么回事?
桂奶奶这个症状和衰弱有点相似，我们先一起了解一下衰弱吧!

一、什么是衰弱

衰弱为老年人以肌少症为基本特征的全身多系统受损，是导致生理储备下

降、抗打击能力减退及应激后恢复能力下降的非特异性状态。

二、衰弱的临床表现

衰弱的临床表现包括容易跌倒、不明原因体重下降、谵妄、疲劳等。

三、衰弱的危险因素

导致衰弱的危险因素包括遗传、年龄、性别、社会经济状况、不良生活习惯、老年综合征、不合理用药、营养不良、心理因素、失眠等。

四、衰弱的预防

1. 由社区工作人员进行专业的健康教育。
2. 多陪伴老年人，鼓励老年人多参与社交。
3. 由医护人员定期进行老年健康综合评估。
4. 选择健康的活动方式。鼓励老年人参与适合其身体情况的活动。
5. 个性化营养供给。根据老年人的身体情况、口味偏好和营养需求制订个性化的饮食计划。
6. 加强运动锻炼。老年人在身体条件允许的情况下可定期运动，以增强肌肉力量，提高心肺功能和平衡能力。
7. 预防跌倒。对家中进行适老化改造，同时教育老年人学会正确的活动方法，以减少跌倒风险。
8. 心理护理。为老年人提供心理支持和咨询服务。
9. 遵医嘱用药，协助老年人按时用药。

小贴士

1. 心理护理：尊重老年人意愿，及时给予他们帮助。

2. 饮食护理：煮好的食物放置约15分钟，不烫嘴方可食用，避免烫伤或引起不适。进餐姿势与细节：避免老年人仰头进餐，防止误吸或呛咳。

3. 睡眠护理：睡前可通过喝牛奶或泡脚促进老年人睡眠。

4. 运动与活动：老年人要遵循循序渐进的运动方式，避免做低头、弯腰、仰头后侧、左右侧弯等动作，防止因头晕引发危险。

思考题

老年人衰弱的临床表现有哪些？

（黄利宾、陈宇、韦红、张英华、文小芳、陈周林、陆梅春）

第三节 骨质疏松症与肌少症，偏爱这些老年人

学习目标

（1）了解骨质疏松症、肌少症。

（2）熟悉骨质疏松症的表现、危险因素和后果，以及肌少症的表现、评估方式。

（3）掌握骨质疏松症、肌少症的护理方式。

随着年龄的增长，肌肉质量和功能会随之减退，对于老年人来说，罹患肌少症可能会导致站立困难、步履缓慢、骨质疏松，甚至引起骨折、关节损伤等并发症。

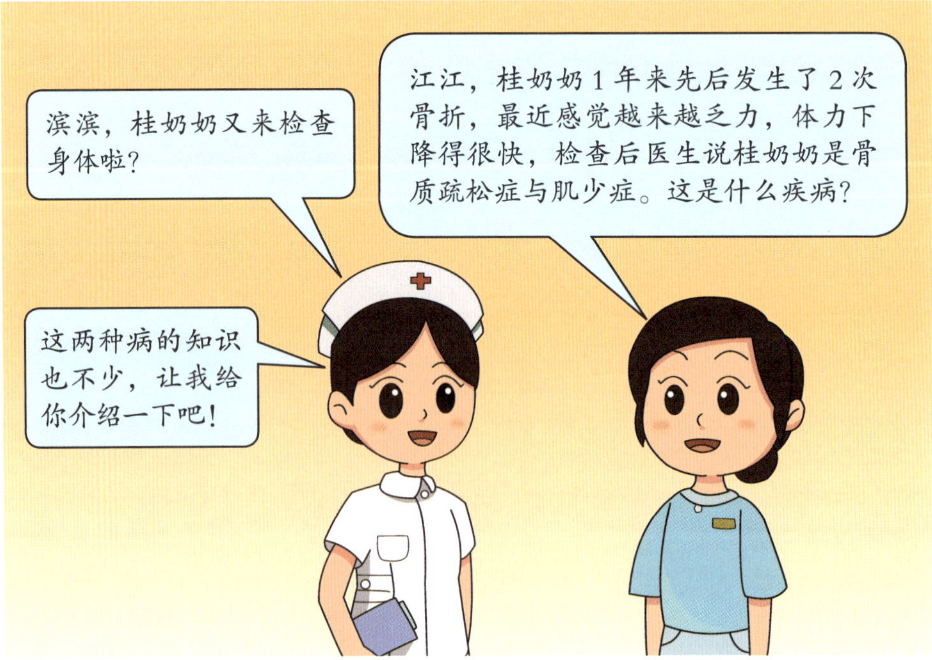
滨滨，桂奶奶又来检查身体啦？
江江，桂奶奶1年来先后发生了2次骨折，最近感觉越来越乏力，体力下降得很快，检查后医生说桂奶奶是骨质疏松症与肌少症。这是什么疾病？
这两种病的知识也不少，让我给你介绍一下吧！

一、骨质疏松症

（一）骨质疏松症的定义

骨质疏松症是一种因骨量减低、骨组织微结构损坏，导致骨脆性增加，易发生骨折为特征的全身性骨病。

（二）骨质疏松症的临床表现

骨质疏松症的主要症状包括腰背弯曲、身高变矮、容易骨折、腰背部疼痛等。

（三）导致骨质疏松症的危险因素

年龄、骨折史、家族脆性骨折史、过早停经（小于 45 岁）、低体重（BMI ＜ 20）、抽烟酗酒、高盐饮食、低骨密度、维生素 D 与钙摄入少、长期卧床等都是造成老年人患骨质疏松症的危险因素。

（四）易发生骨质疏松症人群及护理

老年人患骨质疏松症可能会造成骨折，需要采取各种措施来预防骨质疏松症。

1. 骨质疏松症偏爱人群。骨质疏松症常在女性老年人、高龄老年人、挑食者、缺乏运动者、长期卧床者、缺乏日晒者、慢性病人群当中发生。

2. 骨质疏松症老年人的护理。

（1）补充维生素 D 和钙。

（2）适当运动，进行疼痛管理。

（3）防跌倒，定期体检。

二、肌少症

肌少症是一种与增龄相关的渐进性、广泛性肌量减少，肌肉强度下降，功能减退，进而导致活动受限、跌倒甚至死亡的疾病。

（一）肌少症的表现

肌少症的表现包括体能差、肌肉质量少、力气变弱、平衡变差、步态不稳等。

（二）肌少症怎么筛查

小腿围测量男性＜ 34 厘米、女性＜ 33 厘米时，建议就诊进行肌少症评估。

（三）肌少症的护理

1. 营养疗法。肌少症患者需要摄入充足的动物性蛋白质和植物性蛋白质。动物性蛋白质通常在肉类、鱼类、海鲜类、蛋类、奶制品中获得；植物性蛋白质通常在豆类及豆制品、坚果类、谷类中获得。

2. 运动疗法。运动包括抗阻运动、有氧运动、平衡训练等多种类型，运动前后要注意热身和拉伸。这些运动需要医生评估以后才可以进行，如果运动过程中，老年人感到不舒服或出现不良反应，要及时到医院就诊。

3. 不良反应。运动过程中若出现不良反应应立即停止运动。肌少症老年人运动时出现的不良反应包括呼吸困难、大汗淋漓、面色苍白、心前区疼痛、头晕、头昏或晕厥及四肢痉挛、步态失衡等。

小贴士

1. 建议 50 岁以上人群每天钙摄入量为 1000 毫克，60 岁以上的老年人每天应补充 800 ～ 1200IU 的维生素 D_3。多食用如维生素 C、维生素 E、类胡萝卜素等。

2. 老年人应根据自身的情况合理参加户外活动，同时适当进行紫外线的照射，促进机体的钙吸收。运动应从低、中强度开始，并长期坚持；同时照护者要注意观察老年人的身体状况，确保他们在锻炼过程中的安全，避免出现意外。

3. 老年人在普通饮食基础上，可以额外补充 10 ～ 20 克乳清蛋白。

4. 生活习惯与心理支持，戒烟戒酒，不可盲目服用保健品。

5. 定期评估老年人的肌肉量和肌肉功能、骨密度及营养状况。

思考题

1. 怎样做好骨质疏松症老年人的饮食护理？

2. 肌少症老年人可以做哪些运动锻炼？

（黄利宾、陈宇、韦红、张英华、文小芳、陈周林、陆梅春）

第四节　老年人饮食，营养要均衡

学习目标

（1）了解老年人生理代谢特征、特殊患者的饮食要求。

（2）熟悉中国居民平衡膳食宝塔、高龄老年人膳食搭配要求、饮食营养均衡的注意事项。

（3）掌握合理分配高龄老年人三餐膳食搭配。

俗话说“民以食为天”，可见“吃”贯穿了人民生活的始终，老年人吃得好，吃得安全，对身体和心理的健康都非常重要。

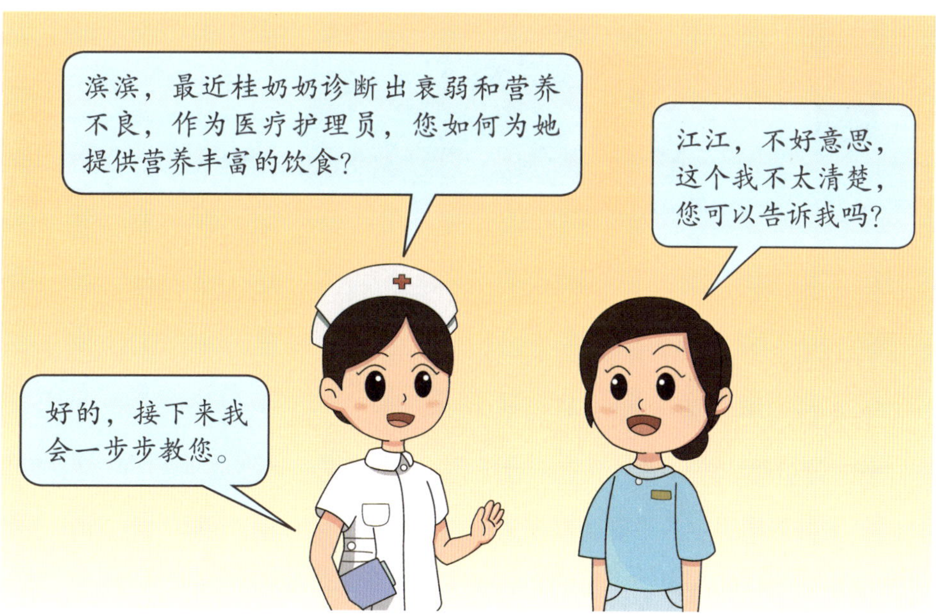
滨滨，最近桂奶奶诊断出衰弱和营养不良，作为医疗护理员，您如何为她提供营养丰富的饮食？
江江，不好意思，这个我不太清楚，您可以告诉我吗？
好的，接下来我会一步步教您。

一、生理代谢特征决定了老年人对膳食的特殊需求

老年人普遍代谢功能下降，容易出现便秘、怕冷、嗜睡、便秘、关节痛、虚胖、注意力不集中、记忆力下降、骨质疏松等问题，部分老年人还患有多种

慢性病，这些特征决定了老年膳食的特殊需求。高龄老年人（80岁以上）则有更多需要注意的事项。

中国老年人平衡膳食宝塔

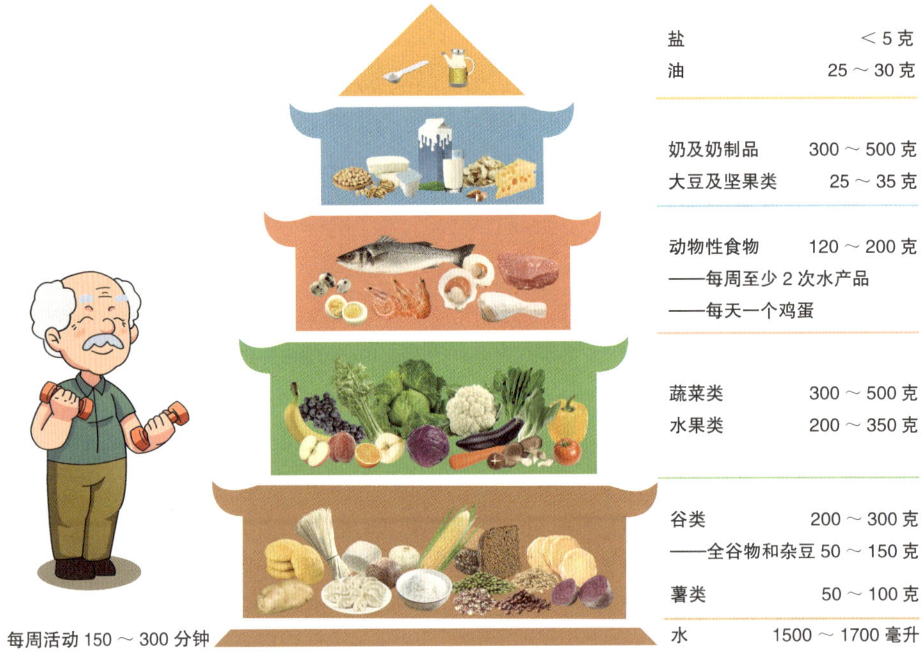
盐 ＜5克
油 25～30克
奶及奶制品 300～500克
大豆及坚果类 25～35克
动物性食物 120～200克
——每周至少2次水产品
——每天一个鸡蛋
蔬菜类 300～500克
水果类 200～350克
谷类 200～300克
——全谷物和杂豆 50～150克
薯类 50～100克
水 1500～1700毫升
每周活动150～300分钟

二、高龄老年人膳食搭配

（一）水

每天摄入1500～1700毫升。

（二）谷类、薯类

1. 坚持谷类为主的平衡膳食模式。
2. 每天的膳食应包括谷薯类、蔬菜水果、畜禽鱼蛋奶和豆类食物。
3. 每天摄入12种以上食物，每周25种以上，合理搭配。
4. 每天摄入谷类食物200～300克，其中包含全谷物和杂豆类50～150克，薯类50～100克。

（三）蔬菜类、水果类

1. 蔬菜水果、全谷物和奶制品是平衡膳食的重要组成部分。

2. 餐餐有蔬菜，保证每天摄入不少于300克的新鲜蔬菜，深色蔬菜应占1/2。

3. 每天吃水果，保证每天摄入200～350克的新鲜水果，果汁不能代替鲜果。

（四）鱼、禽肉类

1. 鱼、禽和瘦肉摄入要适量，平均每天120～200克。

2. 少吃深加工肉制品。

3. 优先选择鱼类，少吃肥肉、烟熏和腌制肉制品。

（五）蛋奶类

1. 鸡蛋营养丰富，吃鸡蛋不弃蛋黄。

2. 吃各种各样的奶制品，摄入量相当于每天300毫升以上的液态奶。

（六）调味料

1. 每人每天食用油摄入量不超过25克，盐摄入量不超过5克。25克油大概是2勺半，5克盐大概是半个矿泉水瓶盖。

2. 控制糖分的摄入。

三、高龄老年人饮食食谱

高龄老年人要注意饮食，控制热量，具体可参考下列食谱计算每天大概的进食量。

食谱计划一（1500卡）		
类型	菜肴名称	食物和用量
早餐	杂粮粥	大米10克，小米10克，赤小豆10克
	烧卖	面粉10克，糯米15克
	鸭蛋拌黄瓜	咸鸭蛋20克，黄瓜50克
	酸奶	酸奶1盒（100～150毫升）
加餐	香蕉	香蕉100克

续表

食谱计划一（1500 卡）		
类型	菜肴名称	食物和用量
中餐	红薯饭	大米 40 克，红薯 50 克
	青菜烧肉圆	青菜 150 克，猪肉末 20 克
	海带豆腐汤	海带结 20 克，内酯豆腐 150 克
加餐	橙子	橙子 150 克
晚餐	鸡丝面	小麦粉 75 克，鸡胸脯肉 40 克，胡萝卜 100 克，黄瓜 50 克，木耳 10 克
	盐水虾	基围虾 30 克
	牛奶	半杯（100 ～ 150 毫升）
烹调油	花生油	20 克
食盐	食盐	小于 5 克

食谱计划二（1700 卡）		
类型	菜肴名称	食物和用量
早餐	香菇菜包	小麦粉 50 克，香菇 5 克，青菜 50 克
	白煮蛋	鸡蛋 30 克
	豆浆	豆浆 250 毫升
	奶酪	奶酪 10 ～ 20 克
加餐	柚子	柚子 200 克
中餐	赤豆饭	大米 75 克，小米 10 克，赤豆 25 克
	青椒土豆丝	青椒 100 克，土豆 100 克
	腰果鸡丁	腰果 10 克，鸡腿肉 50 克
	紫菜蛋汤	紫菜 2 克，鸡蛋 10 克
加餐	牛奶	牛奶 300 毫升
晚餐	黑米饭	大米 50 克，黑米 25 克
	小黄鱼炖豆腐	小黄鱼 50 克，北豆腐 50 克
	清炒菠菜	菠菜 200 克
	梨	梨 100 克
烹调油	大豆油	25 克
食盐	食盐	小于 5 克

食谱计划三（1900 卡）		
类型	菜肴名称	食物和用量
早餐	燕麦粥	燕麦 25 克
	花卷	小麦粉 50 克
	拌青椒	青椒 100 克，香油 5 毫升
	葡萄	葡萄 200 克
加餐	牛奶	牛奶 300 毫升
中餐	绿豆米饭	绿豆 10 克，粳米 100 克
	白菜猪肉炖豆腐	白菜 100 克，北豆腐 75 克，瘦猪肉 20 克
	炒西蓝花	西蓝花 100 克
加餐	橘子	橘子 100 克
晚餐	小米粥	小米 25 克
	馒头	小麦粉 75 克
	清蒸鲳鱼	鲳鱼 100 克
	虾皮炒卷心菜	虾皮 10 克，卷心菜 100 克
	蒜蓉菠菜	菠菜 100 克
烹调油	葵花籽油	20 克
食盐	食盐	小于 5 克

高龄老年人有特殊的生理需求，制作饮食时要注意以下事项。

1. 主食建议吃软饭、稠粥、细软的面食。

2. 肉类建议做成肉丝、肉片、肉丸、肉糜。

3. 鱼、虾建议做成鱼丸、虾仁。

4. 坚果、杂粮等建议磨成粉或细小颗粒。

5. 质地坚硬的水果建议切成小块或粉碎、榨汁。

四、一般老年人膳食指南

一般老年人饮食上和高龄老年人差不多，但摄入热量要比高龄老年人低一些。要注意减少吃油、糖、盐类，可吃适量肉类、奶品类、鱼、蛋及豆类，多吃瓜菜类和水果类，以及五谷类。

五、特殊患者饮食

1. 糖尿病患者饮食。糖尿病患者需要注意平衡饮食，选择多样化、营养丰富的食物；限制脂肪摄入，适量选择优质蛋白；减少或禁止食用单糖及双糖的食物；选择高纤维饮食，减少食盐摄入；坚持少食多餐，定时定量定餐；多饮水，限制饮酒。

2. 高血压患者饮食。高血压患者适合吃新鲜蔬菜（如菠菜、卷心菜、西红柿等）、含钾食物（如香蕉、豆类、菌菇等）、全谷物（如粗粮、燕麦等）、优质蛋白与脂肪（如鱼肉、坚果等）；同时，要减少含钠调味料（如盐、酱油、酱料等）、腌制食品（如咸菜、火腿、咸鱼等）、酒的摄入。

3. 痛风患者饮食。痛风患者要多食用粗纤维食物（如米、麦、面类制品、高粱、红薯、土豆）、利水利尿食物（如白萝卜、冬瓜、薏仁、苦瓜、赤小豆、玉米须）、护肾食物（如核桃、山药、洋葱、栗子、桑葚、枸杞）和新鲜蔬果；同时，要少吃高嘌呤食物（如动物内脏、浓肉汤、海鲜、黄豆、牛羊肉、甲壳类动物）、蔬菜菌类（如香菇、银耳、金针菇、莴笋、菠菜、四季豆）、饮品类（如可乐、白酒、啤酒、豆浆、浓茶）和辛辣食物。

小贴士

老年人的饮食管理注意事项：

1. 老年人应摄入各种类型的食物，包括五谷杂粮、蔬菜、水果、优质蛋白质（如鱼、鸡鸭肉、豆类）、低脂肪的奶类及坚果等。

2. 老年人每天都应该注意控制饮食，不要过饱，少食多餐。

3. 老年人容易便秘，可以多增加富含膳食纤维的食物。

4. 根据医生和营养师的建议，给老年人每天补充适量的维生素D和钙剂。

5. 日常清淡饮食，应该少盐少油，建议每天盐摄入量小于5克（大概半个矿泉水瓶盖）。

6. 食物应软烂易消化。

7. 多饮水。

思考题

医疗护理员要如何为桂奶奶提供营养丰富的饮食？

（黄利宾、陈宇、韦红、张英华、文小芳、陈周林、陆梅春）

第五节　在床上仰躺吃饭不是好习惯?

学习目标

（1）了解仰躺吃饭导致的潜在风险。

（2）熟悉正确的吃饭姿势。

（3）掌握喂养技巧。

随着年龄的增长，老年人的身体机能逐渐下降，可能面临行动不便、消化能力减弱等问题。有些老年人开始尝试仰躺在床上用餐，降低身体负担。然而，这一看似有好处的改变，实则隐藏着不少弊端。仰躺吃饭是不正确的，在为老年人提供饮食服务时，需要充分考虑他们的舒适度和健康需求。从省力角度来看，仰躺吃饭确实可以减少老年人坐起或站立动作耗费的体力，从而降低身体的负担。但是，这种方式也存在很多潜在的风险，容易导致老年人患胃食管反流病、吸入性肺炎，造成消化不良的后果，有呛咳窒息风险。

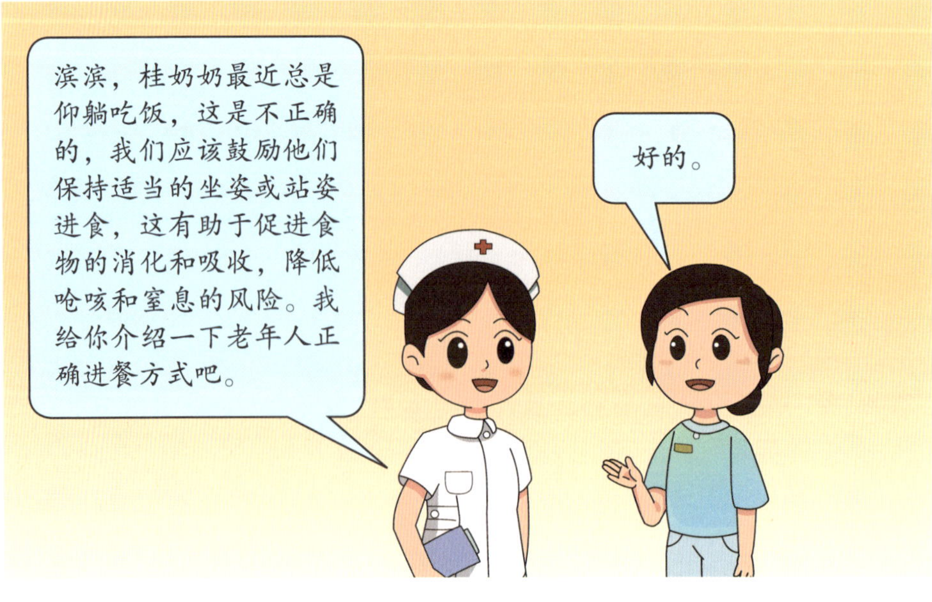
滨滨，桂奶奶最近总是仰躺吃饭，这是不正确的，我们应该鼓励他们保持适当的坐姿或站姿进食，这有助于促进食物的消化和吸收，降低呛咳和窒息的风险。我给你介绍一下老年人正确进餐方式吧。
好的。

一、进餐姿势

1. 能坐起的老年人，可以坐在靠背椅或轮椅上，准备一个高度合适的餐桌，双脚踩地，上身直立，头部微微前倾 20° ，背部伸直。

2. 卧床老年人无法坐起进食时，在整个进食（食物、液体、药物）期间，应抬高床头在 30° ～ 45° 之间，颈部稍稍前倾。

3. 偏瘫患者可采取健侧卧位（患侧垫靠枕，健侧在下），侧卧 30° 的体位。

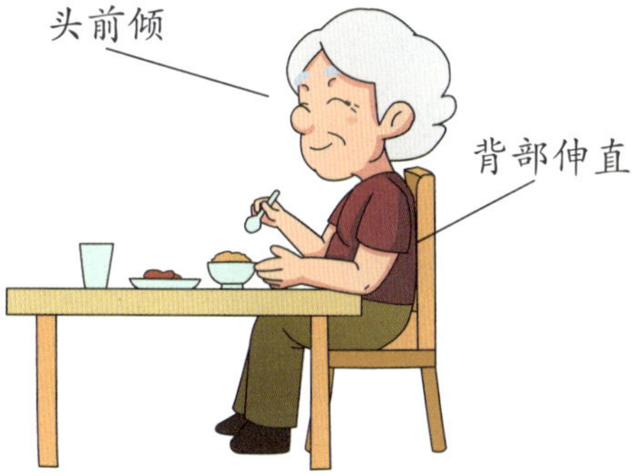

能坐起的老年人

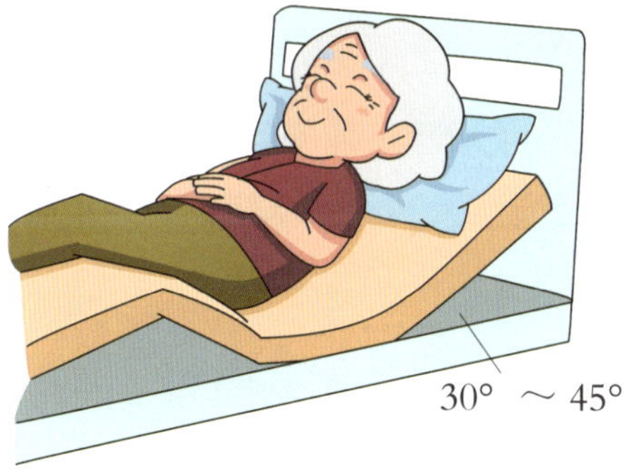

卧床老年人

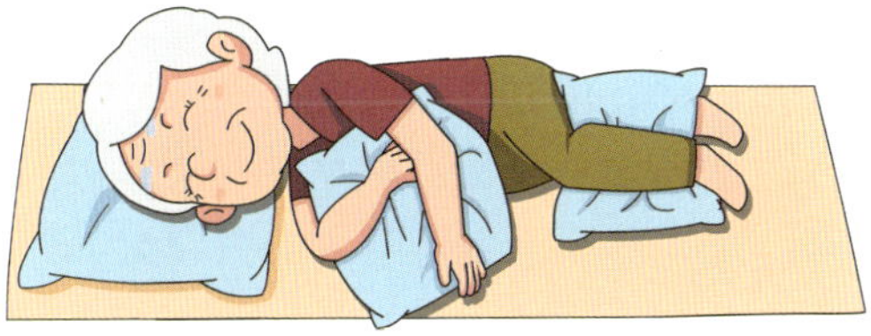

偏瘫患者

4. 避免仰头进餐。

（1）老年人仰着头吃饭时，由于重力的关系食物来不及咀嚼便会直接涌向喉咙，此时会厌软骨来不及关闭，气管更是完全开放的状态，食物残渣、汤汁、水分等很容易进到气管，引起误吸、呛咳。

（2）喂食者应坐于老年人健侧，视线和老年人齐平或略低于老年人的位置，这样老年人就不会仰着头吃饭了。

二、喂养细节

1. 食物温度维持在 37 ～ 42℃。

2. 就餐用物：准备好老年人要用的餐具、食物、围兜、纸巾、清洁口腔用品等。应选择匙柄粗、匙面薄、不易黏食物的勺子，根据老年人张口难易程度，选择大小合适的饭匙。

3. 餐前准备

（1）喂餐前，先给老年人喝一口温水，湿润口腔和食管，可从汤汁类开始进食。

（2）喂餐时，要先让老年人能看到要吃的饭菜，再喂入口中，以增加老年人的安全感。

（3）老年人的进餐环境应尽可能安静，避免电视、噪声、交谈等因素分散注意力。只要有可能就让老年人自己吃饭，不必介意进食速度、是否撒出饭菜等。

三、喂餐技巧

（1）每次进口的食物不可过多，舀至勺子前方 1/2 ～ 2/3 即可；注意提醒增加咀嚼次数。

（2）如果老年人存在单侧面瘫，要从对侧进食；如果存在偏瘫，则从健侧进食。食物要放置在舌中后部，用匙背轻压舌部。

（3）让老年人学习“花式吞咽”。对于存在吞咽障碍的老年人，不妨试试这些办法：侧方吞咽、用力吞咽、点头吞咽、低头吞咽、空吞咽与交替吞咽。

四、餐后漱口、注意体位

1. 就餐结束后，协助老年人漱口，保证口腔内无食物残留。

2. 餐后至少保持老年人就餐时的体位 30 分钟，以免食物反流发生呛咳导致误吸。

小贴士

1. 就餐时，老年人应尽可能保持坐立或半卧状态，使身体与床面的角度保持在 30° ～ 45° 以上，确保食物顺利进入食管，避免误入气管。

2. 餐后血液流向胃部，老年人很容易犯困，有些老年人会在吃完饭后躺平入睡，这很危险。应至少保持老年人就餐时的体位 30 分钟，以免食物反流发生呛咳导致误吸。

思考题

1. 老年人仰躺着吃饭有哪些潜在风险呢？

2. 不能自主坐起的老年人应以何种体位进餐？

（黄利宾、陈宇、韦红、张英华、文小芳、陈周林、陆梅春）

第六节　老年人用不用刷牙?

学习目标

（1）了解漱口和刷牙的区别。

（2）熟悉老年人口腔健康保健知识。

（3）掌握正确刷牙方法。

口腔健康被世界卫生组织列为人体健康的重要标准之一，口腔疾患直接影响患者发音、咀嚼等生理功能，且对社会交往、身心健康造成消极影响，与患者生存质量息息相关。

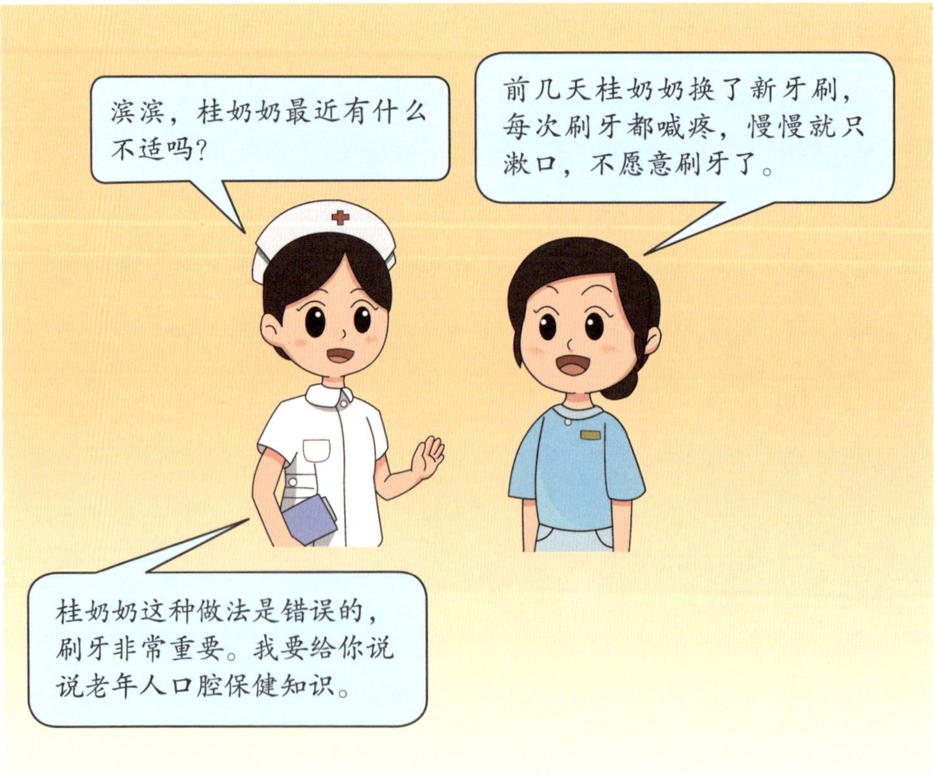
滨滨，桂奶奶最近有什么不适吗?
前几天桂奶奶换了新牙刷，每次刷牙都喊疼，慢慢就只漱口，不愿意刷牙了。
桂奶奶这种做法是错误的，刷牙非常重要。我要给你说说老年人口腔保健知识。

一、漱口和刷牙的作用

漱口：漱口指通过口腔的冲洗来清除食物残渣和部分细菌。漱口并不能深入牙缝，彻底清除牙菌斑和牙垢。

刷牙：刷牙能清除牙齿表面的牙菌斑和牙垢，预防龋齿和牙周病的发生。按摩牙龈能促进口腔的血液循环，有助于维护口腔的健康。

二、选择适合老年人使用的牙刷和牙膏类型

1. 推荐使用电动牙刷。
2. 选择刷头小、刷毛柔软的牙刷。
3. 建议使用含氟牙膏（含氟量≥ 0.135%），每次用量为豌豆大小。

三、掌握正确刷牙姿势和时间

（1）采用正确的刷牙方法。

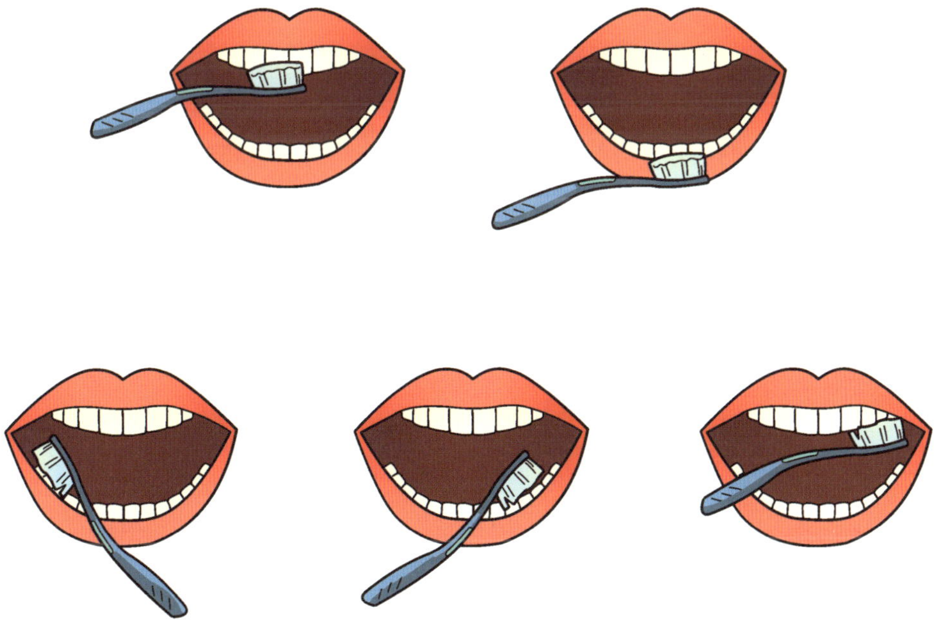

（2）坚持每天刷牙 2 次，每次 3 分钟。

四、使用牙线、间隙刷、冲牙器

1. 牙线。牙线适合牙龈萎缩不明显者。

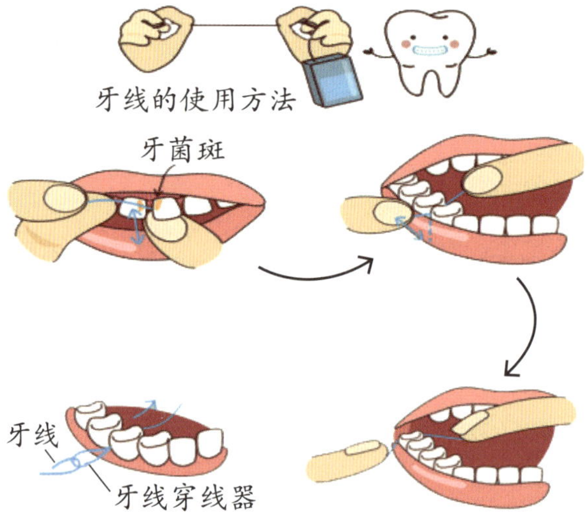

2. 间隙刷。间隙刷适合牙龈萎缩、有明显牙缝者。

3. 冲牙器。冲牙器可以用水流冲击清除牙缝中的食物残渣。

五、定期洁牙

老年人要定期洁牙（俗称洗牙），预防牙周疾病的发生和进展。

六、积极预防根面龋

老年人应积极预防根面龋。

七、及时治疗口腔内已患病的牙齿

发现口腔中有残根、残冠时，应积极治疗。

八、义齿也需要每天彻底清洁

种植牙、固定义齿或活动义齿，都和天然牙一样每天需要清洁维护。

活动义齿需在每餐后摘下清洁，用软毛刷清洗干净。睡前应摘下活动义齿浸泡在冷水中，或用假牙清洁剂浸泡，第二天晨起后用清水冲洗干净再戴上。

九、养成良好的生活习惯

人老掉牙不是必然规律，拥有完整的牙齿是具备良好咀嚼功能的前提。只有预防和控制好口腔疾病，掌握科学的口腔保健方法，才可以终生有一副健康的牙齿，“牙好，胃口就好，身体倍棒，吃嘛嘛香”！

小贴士

1. 坚持早晚刷牙，选用牙线、牙间隙清洁工具。
2. 义齿也要每天彻底清洁。
3. 局部用氟，预防根面龋。
4. 每年进行口腔健康检查，至少洁牙一次。
5. 坚持早睡早起、戒烟限酒、保持膳食平衡，积极参与社会活动，保持乐观、舒畅心情。

思考题

1. 漱口可以代替刷牙吗？为什么？
2. 活动义齿如何护理？

（黄利宾、陈宇、韦红、张英华、文小芳、陈周林、陆梅春）

第七节　不容忽视的视力、听力问题

学习目标

（1）了解老年人视力、听力异常的原因。

（2）熟悉老年人常见眼病类型及异常听力日常表现。

（3）掌握老年人视力、听力障碍照护方法。

随着年龄的增长，老年人视觉、听觉功能会出现减退或丧失的情况，导致他们无法正常地识别物体、阅读文字、辨认周围环境、独立进行日常活动等，对外界“视而不见”；同时也无法正常地听取声音、理解语言或辨别声音的来源，难以与他人交流、理解对话内容，甚至可能因此感到孤独和沮丧，对外界“充耳不闻”。

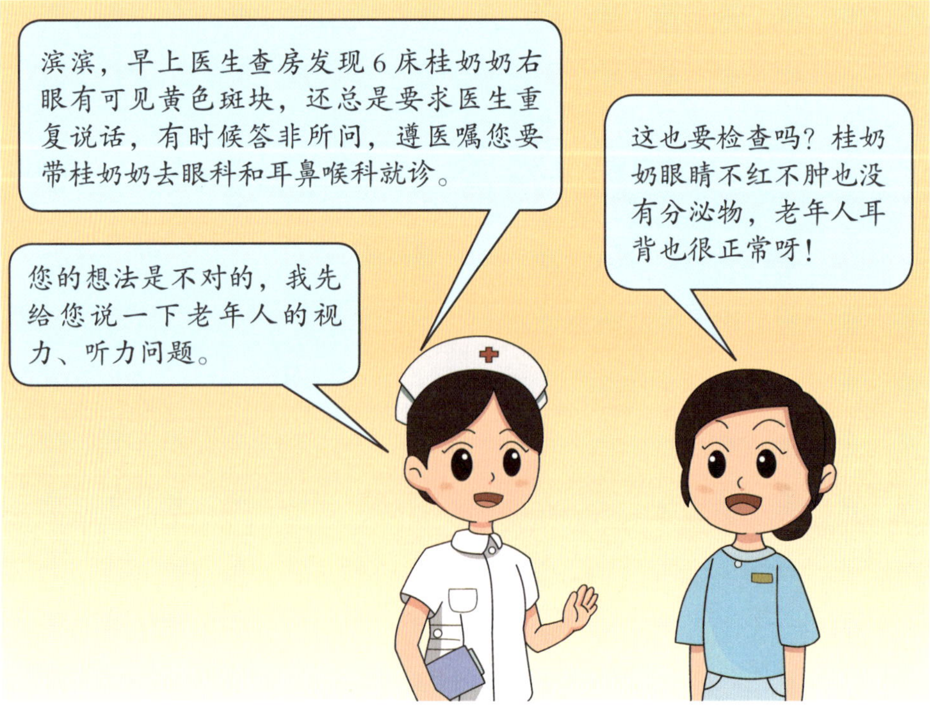
滨滨，早上医生查房发现6床桂奶奶右眼有可见黄色斑块，还总是要求医生重复说话，有时候答非所问，遵医嘱您要带桂奶奶去眼科和耳鼻喉科就诊。
这也要检查吗？桂奶奶眼睛不红不肿也没有分泌物，老年人耳背也很正常呀！
您的想法是不对的，我先给您说一下老年人的视力、听力问题。

一、视力

视力是指眼睛能分辨外界物体形状、大小的能力。

（一）异常视力

异常视力是指目前的视力明显低于同龄人的正常视力，包括屈光不正、斜视与弱视。

（二）异常视力的典型症状

异常视力的典型症状包括视力下降、夜盲症、眼前黑影、视野缺损、复视、视物变形等。

（三）常见老年人眼病类型

常见老年人眼病类型包括干眼症、结膜炎、老花眼、青光眼、白内障、溢泪、结膜下出血、失明、黄斑病变等。

（四）老年人视力异常原因

老年人视力异常可能与白内障、青光眼、屈光不正、视网膜脱落、视神经萎缩、动脉粥样硬化、黄斑变性、糖尿病视网膜病变等有关。

（五）怎样延缓老年人视力障碍问题的出现？

1. 眼睛出现异常症状，应及时就医。如眼睛干涩、眼睛瘙痒、有异物感、灼热刺痛、对外在刺激敏感、分泌物黏稠和视线模糊、眼皮紧绷等。

2. 坚持每天户外活动 2 小时，冬春季注意保暖。

3. 保持正常用眼姿势。

4. 避免过度用眼，常做眼保健操。

5. 眼镜度数不合适时需要及时更换。

6. 正视眼睛的衰老，定期到医院做眼部的检查。

7. 遵医嘱正确使用眼药水。在滴眼药水前，要先彻底洗净双手，然后核对眼药水名称、有效期，确认药液无变色、沉淀或絮状物。可取坐位或仰卧位，头稍向后仰，眼向上注视，用食指或中指轻轻将下眼睑下拉，使其呈袋状，将瓶口放至距眼睑 2 ～ 3 厘米处，勿触及睫毛和眼睛，将药液滴入下部膜囊内 1 ～ 2 滴，注意不要将药液直接滴在角膜（黑眼珠）上；如需涂抹药膏，沿下眼睑从眼内间由外侧涂抹。完成后，闭眼休息 2 ～ 3 分钟，用手指轻轻向鼻梁方向压内侧眼角。

8. 视力障碍老年人的居家照护。

（1）生活环境的调整与改善。应保持老年人生活环境光线充足、通道通畅，物品要放置在易拿位置。

（2）生活辅助设备的提供与使用。应为老年人配备放大镜、大数字时钟、电话、语音报时钟等生活辅助设备。

（3）日常生活的协助与引导。日常照顾老年人时，需要注意搀扶老年人，协助老年人保持身体平衡，引导老年人使用助行器，调整餐具并识别食物等。

（4）为老年人提供心理支持与陪伴，鼓励老年人积极社交。

（5）指导老年人遵医嘱正确合理用药，注意手卫生及用眼卫生，合理安排用眼时间，避免在强光下用眼。

二、听力

听力是指启动听觉器官，接收声音传递信息的一种能力。

（一）听力异常

听力异常是指听觉敏感度下降，听觉低下或听觉增强以及产生听觉错觉等现象。

（二）老年人听力异常的原因

造成老年人听力异常的因素包括听觉系统老化、动脉粥样硬化、噪声、糖尿病、遗传因素、药物摄入过多、饱和脂肪酸、吸烟等。

（三）老年人听力下降的日常表现

1. 看电视总是把音量调得很大声。

2. 跟他人聊天时声音较大，也要求别人说话也大声。

3. 聊天时容易答非所问。

4. 经常听不到手机响、门铃响。

5. 在嘈杂的公共环境，经常感到交流压力，甚至要求别人重复讲话。

6. 对较远的声音反应迟钝或无反应。

7. 伴有间接性或持续性的耳鸣。

8. 常无法听清手机里的谈话内容，喜欢开免提谈话。

（四）听力异常与老年人并发症

对于听力异常的老年人，如果不干预，容易有阿尔茨海默病、多疑症、逐渐丧失语言识别能力、耳鸣等并发症。

（五）听力障碍老年人的日常照护

1. 沟通方式的调整与优化，语言清晰、简单且直接，注意利用面部表情、肢体语言等方式辅助沟通。

2. 提供听觉辅助设备。

（1）根据老年人的听力损失程度和个人需求，为他们提供合适的听觉辅助设备。

（2）助听器日常保养。

①洗漱、游泳、睡觉时不佩戴。

②每天清除耳垢。

③使用干燥软布擦拭助听器表面，用耳垢刷清除助听器中的耳垢。

④不能使用乙醇、速干手消毒液、洗衣液等清洗。

⑤擦干手再触摸助听器，及时擦除耳垢及汗水。

⑥受潮时，不能使用吹风机，应及时取出电池放入干燥盒进行干燥，干燥饼接近白色时需要更换。

⑦发现助听器声音变小，需要检查电池，若未能解决问题，建议到专业门店检查维修。

⑧助听器不能在高温环境下存放，每三个月更换一次耳塞。

（3）助听器如遇到紧急处理情况，需要停止使用并检查维护，必要时到门店检查维修。

①声音时有时无，完全没有声音。②尖锐声。③嘟嘟嘀嘀声。

3. 老年人居住的房间内，应避免使用高噪声的家电或设备。

4. 日常生活的协助与支持。

5. 心理支持与陪伴。

小贴士

1. 保持居家环境整洁明亮，避免堆放杂物；关注并控制环境中的噪声水平。

2. 识别老年人常见视力、听力下降的症状。

3. 掌握助听器的保养方法。

4. 使用清晰、简单且直接的语言与老年人沟通，避免使用复杂的词汇、语句，并保持适度的语速和音量。

5. 陪伴老年人，鼓励老年人沟通交流，保持良好的心态。

6. 指导老年人规范用药，正确使用眼药水并有效保存。

7. 合理安排饮食、休息。

思考题

1. 如何做好视力障碍老年人的居家照护？

2. 如何做好听力障碍老年人的居家照护？

（黄利宾、陈宇、韦红、张英华、文小芳、陈周林、陆梅春）

第八节 居家环境要这样布置

学习目标

（1）了解老年人安全居家环境的重要性。

（2）熟悉老年人居家安全的注意事项。

（3）掌握老年人安全生活行为的注意事项。

中国人口老龄化程度日益加深，社会的养老需求也在不断增加，对于老年人来说，家不仅是温暖的港湾，更是生活的主要场所。适宜的居家环境能提升老年人生活质量，降低意外风险，提高他们的自理能力。随着年龄的增长，老年人身体功能水平逐渐下降，对居家环境适老化提出更高的要求，安全、舒适、美观的居家环境能有效保障老年人的生活质量。

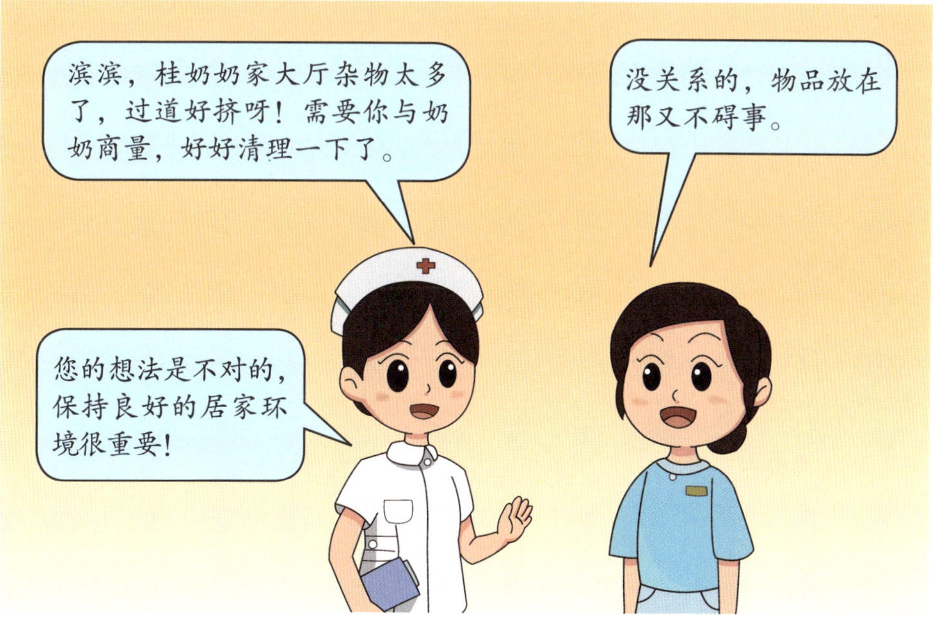
滨滨，桂奶奶家大厅杂物太多了，过道好挤呀！需要你与奶奶商量，好好清理一下了。
没关系的，物品放在那又不碍事。
您的想法是不对的，保持良好的居家环境很重要！

一、居家环境设置

老年人的居家环境要保持环境宽敞、过道整齐、光线明亮，如有必要可安装安全感应灯，方便老年人夜间行走。铺设地板时，注意尽量不要设置台阶，并在大厅卫生间、厨房等处放置防滑垫，安装安全卫浴、防撞保护套及扶手等。

二、细节关怀，营造温馨氛围

1. 老年人常用物品放置在易拿处。

2. 卧室安装紧急呼叫系统。

3. 大厅安装监控等电子设备，以便家人随时掌握老年人居家状态，避免发生安全问题。

4. 医疗照护者与老年人分床不分房，关爱陪伴老年人，动态关注其身心变化。

5. 避免空调直吹。

小贴士

老年人居家环境的知识：

1. 消除地面高低差。

2. 客厅、卧室、卫生间安装扶手，保持通道畅通。

3. 卫生间、厨房放防滑垫。

4. 安装感应灯、地灯。

5. 使用直手柄门把手。

6. 插座应安排在合适位置。

7. 安装隔音门窗。

8. 使用圆角家具。

9. 医疗照护者与老年人分床不分房。

思考题

老年人的居家环境应如何布置？

（黄利宾、陈宇、韦红、张英华、文小芳、陈周林、陆梅春）

第九章
带着尊严告别：临终护理指南

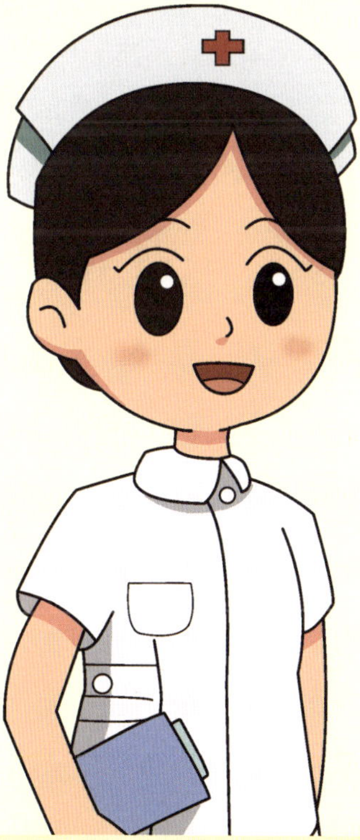

扫码获取更多资源

第一节　临终关怀 = 温暖生命的最后时光

学习目标

（1）了解临终护理的定义。

（2）熟悉临终护理的目的和意义。

（3）掌握照护临终患者的工作内容。

临终关怀是指对那些被诊断为不可逆转疾病且生命预期有限的患者提供身体、心理、精神等方面的照料和人文关怀的服务。其目的在于减轻患者的身体痛苦、心理困扰和社会问题，提高患者的生活质量，帮助患者安详、有尊严地离世。

生而为人，每个人都希望“生如夏花之绚烂，死若秋叶之静美”。但是往往在生命的最后，大部分人需要面对的不是静美，而是病痛的折磨或是对死亡的恐惧。安宁疗护病房里的患者，是不是就是放弃治疗在等死呢？

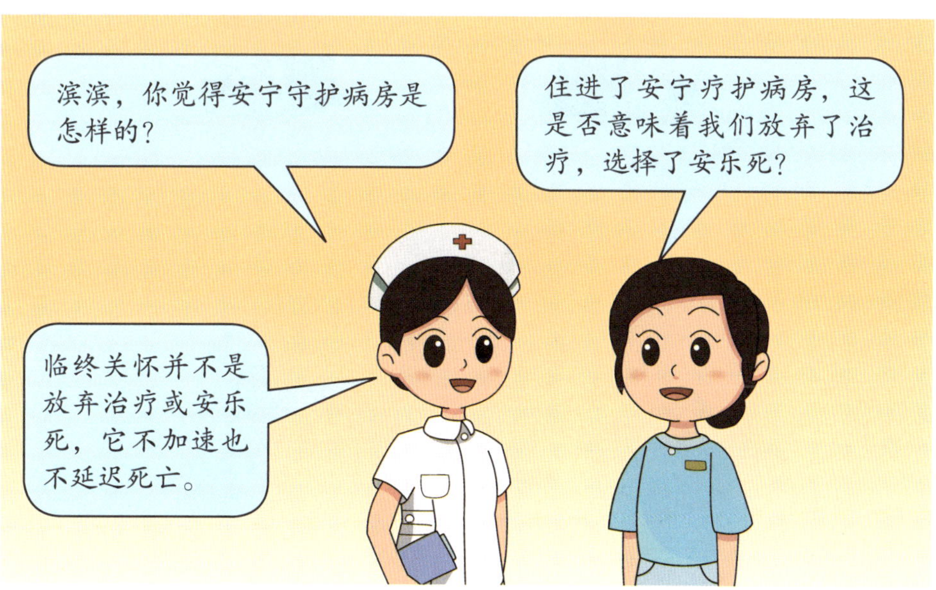
滨滨，你觉得安宁守护病房是怎样的？
住进了安宁疗护病房，这是否意味着我们放弃了治疗，选择了安乐死？
临终关怀并不是放弃治疗或安乐死，它不加速也不延迟死亡。

临终关怀是指对将要死亡的患者给予心理和生理上的关心照顾，使其减轻痛苦，平静地度过人生的最后时间。临终关怀的目标是通过评估和处理来控制患者的疼痛，提供家庭式的护理，减轻患者的心理负担和消极情绪，帮助他们以舒适、有尊严的方式度过生命的最后时光。

与面对别的患者不同，照护此类患者，医疗护理员最重要的工作是让饱受病痛的患者感受到陪伴和温暖，减轻对死亡的恐惧，不仅仅是对患者身体上的照料，更包括心理、情感以及精神层面的支持，让患者以有尊严和平静的方式度过生命的最后阶段。医疗护理员对临终关怀患者可以从以下几个方面提供帮助。

1. 保持环境舒适：保持患者的居住环境安静、整洁，并且营造温馨的氛围。调整房间的温度、光线和声音，以利于患者休息。

2. 提供生活护理：帮助患者处理日常生活需求，如进食、洗漱、换衣等。根据患者的喜好和需要，提供营养丰富、易于消化的食物。

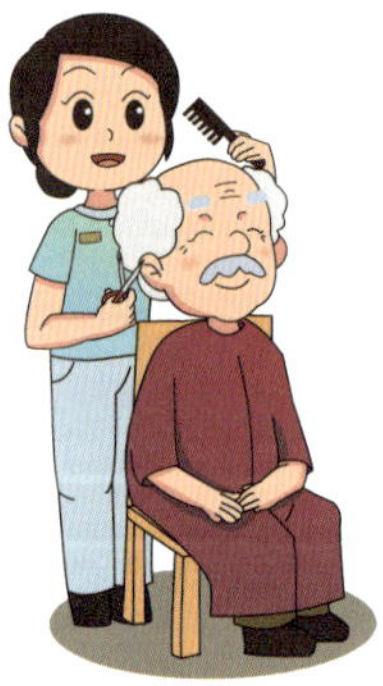

理发

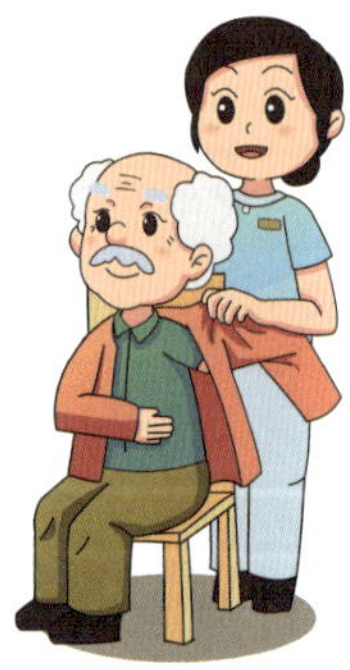

穿衣

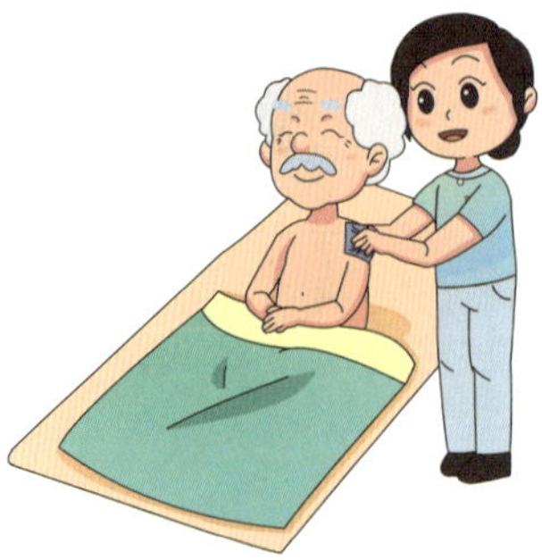

擦身

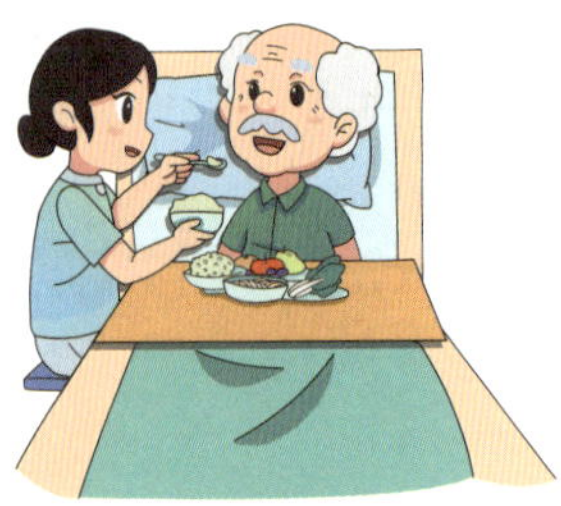

喂食

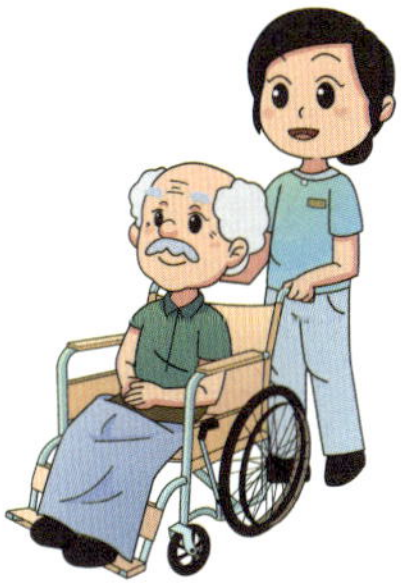

活动

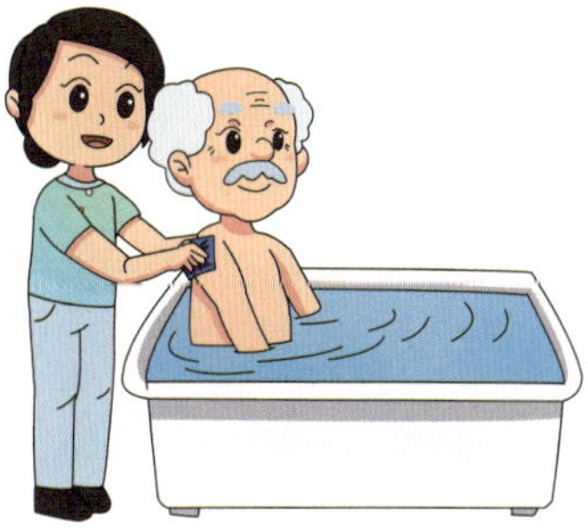

洗澡

3. 关注身体状况：医疗护理员应密切观察患者的身体状况，包括疼痛、呼吸困难、呕吐等，并及时向医护人员报告任何异常症状或变化。

4. 提供情感支持：临终患者常常感到孤独、恐惧和不安，医疗护理员需要给予他们足够的情感支持和安慰，倾听他们的感受，尊重他们的意愿，让他们感受到被关心和被尊重。

5. 协助沟通交流：如果患者无法清晰表达自己的意愿或需求，医疗护理员应协助其与医护人员或家人沟通，确保患者的需求和意愿得到满足。

6. 维护患者尊严：医疗护理员应尊重患者的个人权利并维护其尊严，保护他们的隐私并尊重他们的选择。应尽可能满足患者的特殊需求或愿望。

7. 提供心理支持：医疗护理员应以专业、尊重和体贴的态度对待患者和家属，帮助他们面对死亡和失去亲人的问题。

在照顾和陪伴临终患者时，医疗护理员扮演着非常重要的角色，不仅提供各种照护服务，还要在情感上给予患者巨大的支持，帮助患者和家属度过这段艰难的时光，这需要医疗护理员付出爱心、细心、耐心、责任心，同时，医疗护理员的心理可能也会因照护临终患者而有一定的变化，因此医疗护理员也需要注重自己的身心健康管理。

小贴士

1. 临终关怀，并非意味着不抢救、等死，而是采取一些常规辅助治疗手段（如镇痛药，力所能及帮助临终者减轻疼痛等），提高患者生活质量，让他们在有限的时间内，过得安详、舒适。

2. 医疗护理员在照护临终关怀患者时，需要提供全方位的照顾和支持，让患者和家属感受到温暖和关爱。

思考题

桂奶奶被诊断为原发性肝癌晚期，经过放疗、化疗、小分子药物抗癌、手术等治疗，效果欠佳，症状反复、加重。桂奶奶饱受病痛煎熬，自己不想再继续治疗，家属在经过充分咨询后，也不想将桂奶奶送至安宁疗护的医院。

1. 你觉得临终关怀是什么？

2. 如果你是桂奶奶的医疗护理员，你应该怎么做？

（黄利宾、陈宇、韦红、张英华、文小芳、周明君、汪家钰）

第二节　帮助患者体面地告别

学习目标

（1）了解患者濒死前体内的变化。

（2）理解临终患者濒死前的症状。

（3）掌握照顾临终患者濒死前的工作内容。

在安宁疗护病区住院一段时间后，临终患者往往会走向人生的最后阶段——终末期，这个阶段，医疗护理员需要知道些什么知识，又要怎样做呢？

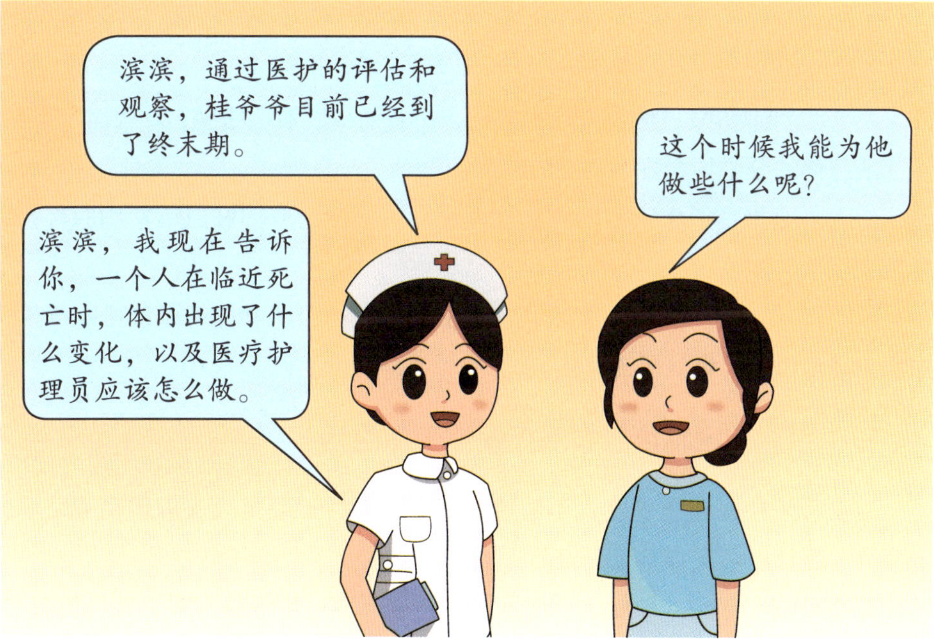
滨滨，通过医护的评估和观察，桂爷爷目前已经到了终末期。
这个时候我能为他做些什么呢？
滨滨，我现在告诉你，一个人在临近死亡时，体内出现了什么变化，以及医疗护理员应该怎么做。

一、了解临终患者濒死前体内的变化

1. 脏器与组织损伤：患者身体各脏器和组织因疾病或衰老而损伤和消耗，导致功能逐渐衰竭。

2. 脱水与循环血量减少：临终患者常处于脱水状态，周围循环的血液量锐减，导致皮肤湿冷。

3. 肾脏功能衰弱：临终患者肾脏功能极度衰弱，排尿功能丧失，水分淤积在机体组织疏松部位，导致四肢肿胀。

4. 肺部功能衰竭：临终患者肺部功能开始衰竭，无法满足身体对氧气的需求，导致呼吸变得缓慢、深沉，甚至出现下颌式呼吸。

二、理解临终患者濒死前的症状

1. 意识不清与昏迷：患者可能出现意识不清或昏迷，无法清晰地表达自己的想法或做出反应。

2. 吞咽困难：濒死之人通常吞咽困难，不产生饥饿感，且因脱水和营养不足，血液中酮体水平上升，产生异常欢欣感。

3. 呼吸衰竭：临终患者喘气困难，呼吸变得缓慢、深沉，且无法吸氧，即使供氧也无法减轻其"呼吸饥饿"。

4. "死亡咆哮声"：随着死亡的临近，患者的口腔肌肉松弛，呼吸时积聚在喉部或肺部的分泌物会发出咯咯的响声。

5. 大小便失禁：由于体内能量极度匮乏，患者的肛门和尿道括约肌松弛，导致大小便失禁。

6. 心跳与脉搏变缓：随着生命的结束，患者的心跳和脉搏逐渐变得缓慢，血压也逐渐降低，最终可能停止。

三、掌握照顾临终患者濒死前的工作内容

1. 安静陪伴：在患者意识不清或昏迷时，医疗护理员应安静地在旁陪伴，与家属一起让患者安详地走完最后一程。

2. 避免过度保暖：即使患者皮肤湿冷，也不要过度保暖，因为临终患者对重量非常敏感，即使是轻薄的被褥也会让他们觉得太重。

3. 避免喂食喂水：濒死之人吞咽困难，不应再喂食喂水，以免造成呕吐、窒息或患者因不配合而痛苦挣扎。

4. 保持呼吸通畅：在患者出现呼吸衰竭时，应打开窗户和空调，给病床周

围留出足够的空间，保持呼吸通畅。

5. 处理分泌物：对于“死亡咆哮声”，应将患者的身体翻向一侧，头枕得高一些，而不是用吸引器吸痰，以免给患者带来更大的痛苦。

6. 保持身体清洁：在患者出现大小便失禁时，医疗护理员应轻轻擦拭身体，保持其身体的清洁，让患者体面地离去。

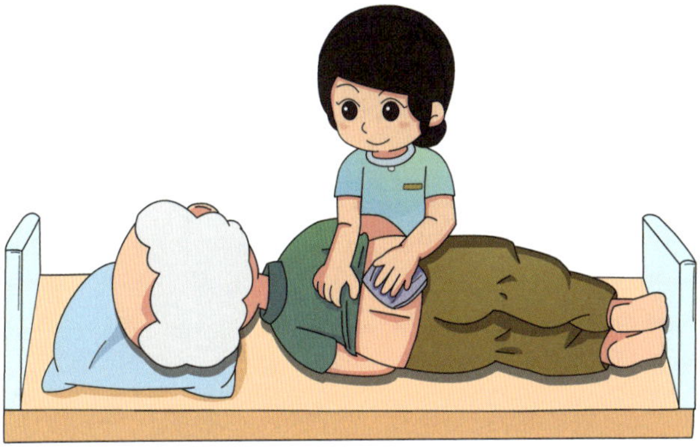

7. 尊重患者听觉：听觉是最后消失的感觉，因此，在患者临终前，应避免说出不想让他们听到的话，而是说一些让患者安心的话。

综上所述，了解患者濒死前体内的变化、理解临终患者濒死前的症状以及掌握照顾临终患者濒死前的工作内容，对于医疗护理员来说至关重要，可以帮助他们更好地为患者提供临终关怀照顾。

以上症状不是每个患者都会出现，也不一定按照顺序出现，医疗护理员应了解临终患者在死亡前可能会出现一系列的症状，并以正确的方式方法照护患者，以确保患者能够有尊严、舒适、体面、平静地告别人世。

小贴士

1. 临终患者即将死亡前会有一些特殊的症状。

2. 医疗护理员通过了解这些症状，针对性的做一些处理，能够更好地为临终患者提供服务，让患者体面、有尊严地离世。

思考题

桂奶奶不幸被确诊为肺腺癌伴胸腰椎转移，经过长达几个月的住院治疗身体还是每况愈下，肿瘤发展迅速。最终桂奶奶和家属选择了安宁疗护。大半个月后，桂奶奶即将走到生命的终点。

在桂奶奶即将死亡的时候，你可以帮助她什么？

（黄利宾、陈宇、韦红、张英华、文小芳、周明君、汪家钰）

参考文献

［1］李玲，孙晖．医疗护理员岗前培训手册［M］．北京：人民卫生出版社，2022.

［2］胡国庆．GB 15982—2012《医院消毒卫生标准》应知应会 80 题问答（一）［J］．中国消毒学杂志，2023，40（6）：453-456.

［3］郑之国，赵男兵，王甜，等．医院管理对提高医务人员手卫生依从性的调查与分析［J］．中国卫生标准管理，2022，13（6）：25-27.

［4］李春辉，黄勋，蔡虻，等．新冠肺炎疫情期间医疗机构不同区域工作岗位个人防护专家共识［J］．中国感染控制杂志，2020，19（3）：199-213.

［5］贾平鳌，黄牧，邱伟，等．新型冠状病毒肺炎疫点终末消毒措施及效果评价［J］．中国消毒学杂志，2020，37（4）：275-276，279.

［6］高晓东，班海群，陈文森，等．收治新型冠状病毒感染者医疗机构的终末消毒及效果评价中国专家共识［J］．中国感染控制杂志，2023，22（2）：233-238.

［7］靳桂明，吴凌，张瞿璐，等．医疗垃圾分类处置标识化管理［J］．华南国防医学杂志，2004（6）：56-57.

［8］冯子倩．医疗垃圾的分类处置［J］．现代交际，2019（3）：255-256.

［9］颜爱英，齐丽丽，王维欣．居家康复护理在老年脑卒中病人恢复期应用的研究进展［J］．护理研究，2017，31（13）：1541-1544.

［10］张慧颖，邵秀芹，仝爽，等．居家康复护理早期改善老年人吞咽功能的效果评价［J］．中国老年学杂志，2019，39（12）：2949-2952.

［11］崔丽萍，冯晓芳．综合康复运动训练改善老年吞咽障碍的效果研究［J］．中华现代护理杂志，2019，25（15）：1892-1895.

［12］付桂芳．早期肢体康复运动训练对高血压性脑出血偏瘫患者的临床应用

效果 [J]. 中国药物与临床，2021，21 (8)：1350-1352.
[13] 查倩倩，徐莲英，陈娟，等 . 预防老年抑郁症复发的最佳证据总结 [J]. 中国全科医学，2023，26 (19)：2332-2338.
[14] 刘耀华，李俊，闫静 . 基于证据总结的目标康复运动训练对老年缺血性脑卒中后言语障碍患者功能恢复的影响 [J]. 老年医学与保健，2024，30 (2)：348-352，361.
[15] 中国老年护理联盟，中南大学湘雅护理学院（中南大学湘雅泛海健康管理研究院），中南大学湘雅医院（国家老年疾病临床医学研究中心），等 . 认知衰退老年人非药物干预临床实践指南：身体活动 [J]. 中国全科医学，2023，26 (16)：1927-1937，1971.
[16] 张岚，夏俏，杨红梅，等 . 失能老人智慧化远程照护的最佳证据总结 [J]. 护理管理杂志，2022，22 (6)：409-414.
[17] 吴剑卿，陈波，毛拥军，等 . 老年人躯体功能受损防控干预中国专家共识 (2022)[J]. 中华老年医学杂志，2022，41 (10)：1137-1145.
[18] 陈钟和，纪龙飞，邓文洁，等 . 脑卒中偏瘫患者良肢位摆放在早期康复护理中的应用现状 [J]. 护理实践与研究，2022，19 (3)：371-374.
[19] 肖倩，温绣蔺，胡晓红，等 . 脑卒中偏瘫患者良肢位摆放的最佳证据总结 [J]. 实用心脑肺血管病杂志，2023，31 (10)：85-90.
[20] 李晨阳，孙丽丽，邵乐文 . 住院老年人身体活动研究进展 [J]. 护理研究，2023，37 (7)：1181-1185.
[21] 叶莹，韩辉武，周秋红，等 . 运动是一剂良药：《国际老年人运动建议 (ICFSR)：专家共识指南》要点解读 [J]. 实用老年医学，2022，36 (9)：968-972.
[22] 刘静，邱芬，邱卓英，等 . 世界卫生组织身体活动政策和指南的架构与核心内容研究 [J]. 中国康复理论与实践，2021，27 (12)：1402-1411.
[23] 王瑞青，孔宪菲，张华，等 . 世界卫生组织身体活动和久坐行为指南 [J]. 中国卒中杂志，2021，16 (4)：390-397.
[24] 刘盼，马丽娜，李耘 . 老年人运动管理国际专家共识指南解读 [J]. 中华老年医学杂志，2023，42 (6)：626-632.

[25] 杨舒岚，江碧艳，金肖青，等．维持社区老年人身体活动能力的最佳证据总结和实践建议[J]．中华现代护理杂志，2023，29(7)：847-853.

[26] 王泠，胡爱玲．伤口造口失禁专科护理学[M]．北京：人民卫生出版社，2018.

[27] 褚万立，郝岱峰．美国国家压疮咨询委员会2016年压力性损伤的定义和分期解读[J]．中华损伤与修复杂志（电子版），2018，13(1)：64-68.

[28] 郭江凤，汤曼力，张严丽．临床决策支持工具用于多发伤危重患者失禁相关性皮炎管理[J]．护理学杂志，2022，37(9)：6-10.

[29] 白舸，王砚丽，刘瑞芳，等．预防老年卧床患者压力性损伤的体位改变证据总结[J]．护士进修杂志，2024，39(6)：615-623.

[30] 王亚运，文雪柯，冯静洁，等．脑卒中病人留置鼻胃管护理最佳证据总结[J]．循证护理，2024，10(1)：26-34.

[31] 叶庆明，张华丹，辜雄军，等．经鼻气管插管的再认识[J]．现代医院，2007，7(4)：50-51.

[32] 王峻．临床留置导管滑脱危险因素分析及预防[J]．养生保健指南，2020，(11)：45-46.

[33] 张萍，刘宝存．管道标识在多管道患者护理安全管理中的体会[J]．临床医药文献电子杂志，2019，6(38)：101，104.

[34] 彭丽仁，陈玲，杨娌．管道滑脱危险因素评估及防范措施监控表在泌尿外科的应用[J]．护士进修杂志，2017，32(16)：1480-1481.

[35] 代丽．强化管道固定护理流程规范对管道滑脱预防实践效果研究[J]．健康必读，2020(22)：163.

[36] 商小元．实施临床护理路径对于预防普外科管道滑脱的应用效果观察[J]．世界最新医学信息文摘（连续型电子期刊），2019，19(57)：360，362.

[37] 邱亚平，王曼．改良鼻饲法留置胃管堵管试验对比[J]．医学信息，2015，(48)：179-180.

[38] 钱文嘉，沈盼，吴红霞．鼻饲法在老年卧床患者的护理研究进展[J]．四川生理科学杂志，2020，42(3)：380-382，284.

[39] 邓琴．脑干梗死患者应用鼻饲喂养并发误吸的护理[J]．家庭医药，

2019（12）：268-269.
[40] 叶凤，牟宗娟．运用 Foucs-PDCA 降低留置尿管漏尿率［J］．世界最新医学信文摘（连续型电子期刊），2019，19（A1）：118，123.
[41] 徐丹．泌尿外科留置尿管患者预防尿路感染的护理效果［J］．医学信息，2023，36（增刊 2）：168-169，173.
[42] 尹颖．药师对老年人合理用药的指导研究［J］．临床医药文献电子杂志，2019，6（81）：197.
[43] 田维英．抗生素是万能药吗？别再滥用抗生素了！［J］．家庭医药·就医选药，2020（11）：5-6.
[44] 程琼．临床中多种药物联用引起的不良反应［J］．世界最新医学信息文摘，2016，16（9）：41，43.
[45] 于洋，范捷．对乙酰氨基酚超剂量使用致肝毒性及防治概述［J］．药物流行病学杂志，2015，24（5）：305-308.
[46] 鲁进．老年人如何科学补钙［J］．家庭医学，2023（4）：16-17.
[47] 姜允申．老人补钙过量当心适得其反［J］．家庭医学，2017（8）：16.
[48] 苗萍．服药要讲究科学［J］．解放军健康，2000（3）：32.
[49] 于斌．科学服药高效低毒［J］．医药与保健，2003，11（2）：41.
[50] 科学服药　避免伤身［J］．开卷有益（求医问药），2019（5）：22-23.
[51] 陈东利．护理干预对老年高血压患者服药依从性及降压效果的促进作用［J］．航空航天医学杂志，2022，33（2）：231-234.
[52] 张乾．服药是科学　细节莫忽略［J］．家庭医学（下），2022（12）：56.
[53] 石浩强．小心这些药片不可掰开吃［J］．江苏卫生保健，2021（6）：30-31.
[54] 陈羽双，杨斯钰，金梦．老年患者睡眠障碍管理的最佳证据总结［J］．中华护理教育，2022，19（1）：38-43.
[55] 王金轩．社区老年人睡眠质量的现状调查［J］．世界睡眠医学杂志，2024，11（1）：102-104.
[56] 裴栩瑶，孙燕．失眠障碍非药物治疗研究进展［J］．护理研究，2023，37（23）：4278-4280.

［57］胡金，韦姗姗，姜海洲，等．失眠的药物治疗研究进展［J］．中国中药杂志，2023，48（19）：5122-5130.
［58］郑璐芳．《老年衰弱管理实践指南》的构建与转化研究［D］．长春：吉林大学，2023.
［59］黄宏兴，史晓林，李盛华，等．肌少－骨质疏松症专家共识［J］．中国骨质疏松杂志，2022，28（11）：1561-1570.
［60］王娟，刘燕群，陈春英，等．骨质疏松症合并肌少症病人饮食与运动管理的研究进展［J］．护理研究，2023，37（21）：3908-3912.
［61］孙燕明．《中国老年人膳食指南（2022）》发布［J］．食品界，2023（2）：28-30.
［62］曹清明，王蔚婕，张琳，等．中国居民平衡膳食模式的践行：《中国居民膳食指南（2022）》解读［J］．食品与机械，2022，38（6）：22-29.
［63］郭晓冰，吴炜景．躺着吃饭3个月老年人“吃出”了肺炎［J］．保健与生活，2018（2）：59.
［64］周欢庆，罗琳玲．长者照护图文百科［M］．上海：上海科学技术出版社，2023.
［65］苏伟．有种肺炎与吃饭有关［J］．恋爱·婚姻·家庭（养生版），2021（7）：15.
［66］中国吞咽障碍膳食营养管理专家共识组．吞咽障碍膳食营养管理中国专家共识（2019版）［J］．中华物理医学与康复杂志，2019（12）：881-888.
［67］王兴．第四次全国口腔健康流行病学调查报告［M］．北京：人民卫生出版社，2018.
［68］苏淑文，张建明，邓瑞冰，等．老年人口腔健康相关生活质量及影响因素研究进展［J］．护理学报，2022，29（14）：31-36.
［69］韩卫丽，张缨，李岩峰，等．北京市200例老年人口腔健康现状调查及影响因素分析［J］．山东第一医科大学（山东省医学科学院）学报，2023，44（11）：840-845.
［70］梁怡青，曹松梅，徐慧玲，等．社区老年人口腔健康管理的最佳证据总

结［J］.重庆医学，2024，53（2）：270-275.
［71］史宇红，陈陆霞.老年人视力障碍因素及安全管理策略的研究进展［J］.全科护理，2023，21（10）：1353-1356.
［72］陈振声，于丽玫.我国老年听力健康现状与对策［J］.中国听力语言康复科学杂志，2020，18（4）：245-249.
［73］何玉，刘谦，秦明照.视力听力障碍对老年人的影响［J］.中国临床保健杂志，2023，26（1）：131-134.
［74］王亚菲，田敏，刘峰，等.相关领域专家对居家环境适老化改造看法与建议的质性研究［J］.护理学报，2022，29（19）：56-61.
［75］林雁，张旋，肖惠敏.老年人安全居家环境创设虚拟仿真实验的设计与应用［J］.中华护理教育，2024，21（4）：404-409.
［76］郭娟，申响铃，贺娅楠，等.居家环境对老年人影响的描述性系统评价［J］.循证护理，2021，7（17）：2284-2288，2306.
［77］康琳，朱鸣雷，刘晓红.临终关怀与和缓医疗［J］.中华老年医学杂志，2012，31（6）：538-540.
［78］赵伟，姜延菊，沈翠珍.高龄老年患者对临终关怀照护需求的研究进展［J］.中国护理管理，2017，17（4）：559-561.
［79］彭小花，盖垚，周宾华.老年恶性肿瘤患者临终关怀服务需求的调查分析［J］.护理实践与研究，2019，16（20）：16-18.
［80］喻建芳，曾超超，吴俊琪.安宁疗护病房住院患者的基于需求评估的护理实践［J］.护理学报，2024，31（4）：75-78.
［81］谌永毅，郭俊晨，曾令好，等.成人安宁疗护共同照护管理的证据总结［J］.中国护理管理，2024，24（2）：165-170.